Advance Care Planning の エビデンス

何がどこまでわかっているのか?

森 雅紀
聖隷三方原病院 緩和支持治療科

森田達也
聖隷三方原病院副院長／緩和支持治療科

医学書院

森 雅紀　Masanori MORI

2002 年京都大学医学部卒業。沖縄県立中部病院で内科研修後，米ベスイスラエルメディカルセンターで内科研修，2007 年より米 MD アンダーソンがんセンターで緩和ケア研修，2008 年より米バーモント大で血液・腫瘍内科を研修。2011 年聖隷浜松病院緩和医療科を経て，2016 年より現職。帰国後は緩和ケアチームを中心に活動する。
著書に『緩和ケアレジデントマニュアル』『緩和ケアレジデントの鉄則』（ともに共編，医学書院），『がん医療の臨床倫理』（共訳，医学書院）。
日本緩和医療学会緩和医療専門医，日本内科学会総合内科専門医，米ホスピス緩和医療専門医，米腫瘍内科専門医など。Journal of Pain Symptom Management, Journal of Palliative Medicine の編集委員（editorial board）。
俳句で自然や日常を詠むことが好き。

森田達也　Tatsuya MORITA

1992 年京都大学医学部卒業。1994 年聖隷三方原病院ホスピス科，2003 年緩和ケアチーム医長，2005 年緩和支持治療科部長，2014 年副院長。緩和治療の専門医として，「時期を問わない」緩和治療，緩和ケアに携わる。2012 年より京都大学臨床教授。
著書に『死亡直前と看取りのエビデンス』『エビデンスからわかる 患者と家族に届く緩和ケア』（ともに共著，医学書院），『緩和ケアで鍵となる研究先を見通す背景読みスキル』（青海社），『緩和治療薬の考え方，伝え方 ver.2』（共著，中外医学社），他。
Textbook of Palliative Medicine and Supportive Care (Second Edition) を Bruera E, Higginson I, von Gunten CF と共同編集。Journal of Pain Symptom Management, Journal of Palliative Medicine の編集委員（editorial board）。

Advance Care Planning のエビデンス
何がどこまでわかっているのか？

発　行	2020 年 10 月 15 日　第 1 版第 1 刷Ⓒ
	2022 年 12 月 1 日　第 1 版第 4 刷
著　者	森 雅紀・森田達也
発行者	株式会社　医学書院
	代表取締役　金原　俊
	〒113-8719　東京都文京区本郷 1-28-23
	電話　03-3817-5600（社内案内）
印刷・製本	アイワード

本書の複製権・翻訳権・上映権・譲渡権・貸与権・公衆送信権（送信可能化権を含む）は株式会社医学書院が保有します．

ISBN978-4-260-04236-9

はじめに

「**行**きましょう，最後のところまで，一緒に」

研修医だった頃のことです。当直中，担当させていただいていたある高齢患者さんのもとに呼ばれました。真っ暗な大部屋の隅で私の手を握ると，肩で息をしながら何度も繰り返されます。がんの病名も，あと数日かもしれないという見通しも知らされていない彼女に，どう答えればよいのか。汗ばんだ顔で見つめられながら，ただ蹲って耳を傾けるほかありませんでした。私にとって，今でいう「アドバンス・ケア・プランニング（ACP）」への道が，その時始まりました。

「ACP」—言葉は広まっても，それは依然として模糊としており，「行うは難し」です。2000年代，筆者の一人（森）は，米国の臨床の場に身を置きました。一般病棟や集中治療室でも，外来や在宅でも，緩和ケア病棟でも，患者さん・ご家族から今後の治療や見通しに対する不安を何度も伺いました。「あとどのくらい生きられますか？」「ケモかホスピスか…君が僕ならどうする？」。本人中心に家族・多職種チームが話し合いを重ねる日の連続でした。不確実な将来を前に暗中模索を続けるという感覚には，日米の差をあまり感じませんでした。後になって，この一連のプロセスが「ACP」だと知りました。

ことを進めるに際し，大まかな経緯やエビデンスの流れを理解しておくことは重要です。ACPの実践にあたっても，それらを把握することでぐっと視界が開け，より焦点化した課題解決につなげられます。ここ十年間，ACPに関する知見が急増しました。系統的に障壁が同定され，評価方法が提唱され，斬新な介入の効果が検証されました。私たちが臨床で感じる疑問の多くが，世界に共通する課題だとわかってきました。国内外でACPの活動・研究のネットワークが広がり，日常臨床にACPを取り入れる試みや市民への啓発も進められています。

本書では，過去30年間に蓄積されたACPの知見が無理なく概観できるよう，主なエビデンスを中心に解説を加えました。網羅的な議論ではなく，大きな流れが見えることを重視しました。また，後半では行動経済学や予後予測とACPの関連など，新たな視点も紹介しました。この本を手に取ってくださるのは，ACPの臨床，教育，研究あるいは体制作りなど，様々な形でACPに関わられる多職種の方々かと思います。患者さん・ご家族の幸せにつながる全国のACPの実践に，本書が少しでもお役に立つことがあれば，これに勝る喜びはありません。

最後に，本書の執筆にあたっては共著の森田達也先生と編集部の品田暁子さんにたくさんの貴重なご助言をいただきました。また，ACP関連の研究や活動を通じて，諸先輩方，仲間たちに多くの学びをいただきました。ここに深く感謝を申し上げます。

　2020年8月　早朝の夏鶯の只中で

森　雅紀

目次

iv

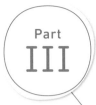

イラスト ふるやまなつみ
デザイン hotz design inc.

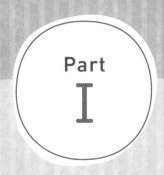

Part

I

ACPを語る上での
基礎知識

1章
SUPPORT研究
すべてのはじまりの古典を
しっかり理解する

2章
ACPの概念
定義を研究する

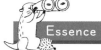

1章

SUPPORT 研究

すべてのはじまりの古典を
しっかり理解する

Essence

- 20世紀後半の米国で自己決定権の尊重と医療費の高騰を受けて事前指示（Advance Directive: AD）が制度化されたが，実証研究では大きな効果が見られなかった。

- 患者の自己決定法が施行された1991年の前後にSUPPORT研究[*]が実施され，終末期の意思決定はやはり不十分ではあるものの，ADを進めていくことを中心に置いた看護師中心の複合介入に効果が見られないことが示された。

- SUPPORT研究を受けて，ADを作成することを主眼に置くのではなく，これからの治療・ケアについての話し合いのプロセス自体，つまりアドバンス・ケア・プランニング（ACP）の促進が重要であるという認識が広まった。

[*] **SUPPORT 研究**：Study to Understand Prognoses and Preferences for Outcomes and Risks of Treatment

　　国内外でアドバンス・ケア・プランニング（Advance Care Planning: ACP）が大きな話題になっています。もともとは，患者の意向を記した事前指示（AD）を制度化しても，なかなか広がらないし効果が乏しいという反省から生まれた言葉です。

　　現在のACPの大きな方向性を決定づけた研究として，SUPPORT研究があります。まずはACPのすべてのはじまりの古典として，SUPPORT研究を振り返ってみましょう。SUPPORT研究前からの流れは **図1** を見てください。

⬇ SUPPORT 研究

・ADの制度化 ・ADの効果がランダム化比較試験では示されなかった	Ⅰ期（観察） ➡終末期の意思決定・コミュニケーションの質は不十分	Ⅱ期（介入） ➡看護師中心のAD/ACP介入で効果なし	ADからより包括的なACPへ

1991年12月
患者の自己決定法の施行

図1 SUPPORT 研究前後の大きな流れ

AD の広まりと効果の検証

▶終末期の自己決定がおびやかされるとの懸念から，AD が広がった

　20 世紀，特に第二次世界大戦後は臨床医学が目覚ましい発展を遂げた時代でした。人々は重篤な病気を患っても，疾患への治療や延命治療を受けられるようになりました。その結果，平均寿命もぐっと延びました。一方，終末期になると本人の望まない形で「死の過程が無意味に引き延ばされているのでは」という懸念も高まってきました。

　特に自らの意思決定を重んじる米国（アングロサクソン圏）では，重篤な病気になると自分の人生に対するコントロール感が失われるのではないかという恐れが高まりました。また，これまで健康だった人が急に意識をなくし，本人の意向がわからないまま延命治療が継続される事例をめぐって全米を巻きこんだ議論に発展しました。これらを通して，最期まで自分の権利を行使することを主張する運動が起こりました。重篤な病気の終末期に，いつ心肺蘇生といった積極的な治療を行うのかについても，医学的・倫理的な議論が湧き起こりました。日本のように国民が医療保険によって比較的安価に医療を受けられるわけではないので，終末期ケアにかかる医療費に対する懸念もありました（現在でも米国で生じる個人破産の多くが医療費の負担をまかないきれないことによります）。

　このような背景の中，米国では専門家の団体，司法，政府が声を揃えて，いわゆる延命治療がどのような効果をもたらすかをよりしっかりと予測すること，そして医師・患者間のコミュニケーションを改善することの大切さを唱えました。これにともなって，本人の意思決定能力がなくなる前に，本人の意向を記録しておく AD も，全米で広がりました。AD を書いておきさえすれば，意思決定能力がなくなっても，本人の意向を尊重した治療やケアが受けられる，と考えられていたのです。

▶米国における患者の自己決定法

　米国では，1980 年代後半にはほぼすべての州で AD が法制化されました。最終的には，1990 年 10 月，患者の自己決定法（Patient

Self-Determination Act：PSDA）が議会を通りました。患者の自己決定法のもと，公的保険で認可されたすべての病院・施設で，ADについて情報提供すること，患者は治療を受ける権利も拒否する権利もあることを伝えることが求められました。

▷ ADの効果を示せなかった早期の実証研究

しかし，ADが広まったものの，実際のところどの程度有効なのか，誰にもわかりませんでした。ADの効果を実証すべく1980年代後半に複数の研究が行われました。ここでは代表的な研究を2つ見てみましょう。

❶ ADがあればどうなるかを調べた前向き観察研究 ——希望通りのケアにつながらなかった

1つ目はナーシングホームの入所者126名と家族49名を対象とした前向き研究です[1]。延命治療の意向についてのインタビューと観察が行われました。ADは**ナーシングホーム**でのケアの参考にしたり必要時に病院に転送したりできるように，カルテに保管されました。

2年の観察期間で，病院への入院やナーシングホームでの死亡が96件ありました。そのうち，以前の希望通りのケアが受けられたのは75％にのぼりました。しかし，カルテにADの記載があるからといって，それだけでは，希望に沿ったケアにつながるわけではありませんでした。ADがあり，カルテに保存されていたとしても，予測せぬ事態（想定していなかったタイミングで想定していなかった急な変化を生じる）によって希望より過度に積極的なケアが提供されたり，逆に，入院や心肺蘇生の差し控えにより希望した積極的治療が受けられないこともわかりました。

❷ ADの効果を調べたランダム化比較試験 ——患者アウトカムは改善しなかった

米国のADのお手本になっていたカリフォルニア州で，ADの効果を検証するランダム化比較試験が行われました[2]。重篤な病気をもち5年生存率が50％以下と思われる患者204名を対象に，医師がADを勧める群と，勧めない群に無作為に割り付けました。疾患は，がん，肺疾患，循環器疾患，腎疾患，神経疾患，エイズなど多岐にわたります。割り付け後は，3か月後，6か月後，1年後，

● **ナーシングホーム**
おおむね日本でいうところの高齢者施設（介護老人保健施設や特別養護老人ホームなど）を指します。

その後は 6 か月ごとにフォローし，評価されました。アウトカムは患者の満足度，生活の質（QOL），医療内容（入院期間，ICU の滞在期間，心肺蘇生，人工呼吸器管理の期間，経管栄養を受けた期間，DNAR 指示の割合），自宅死亡の割合，医療費などでした。

海外，特に米国文化では，この手の研究のアウトカムを“医療内容”にすることが「普通」です。満足度や充実感は人によって違いますが，受けた医療は客観的で評価可能だと理解されています（国内ではむしろ満足度や充実感をアウトカムとする意見もありますね）。

● DNAR
Do Not Attempt Resuscitation，終末期に心肺停止状態になった時に心肺蘇生などの措置を行わないことを意味します。以前は DNR（Do Not Resuscitate）と呼ばれていましたが，単に「蘇生の拒否」と解釈されやすいことから，Attempt（試みる）が加えられました（本書でも DNAR で統一）。「蘇生の可能性が低いため心肺蘇生を試みない」ということです。

　結果は驚くべきことに，観察期間を通じて，どのアウトカムにも介入群と対照群で有意な差が見られませんでした。医療費に関しては，AD を勧められた群でより高くなる（！）傾向がありました。それだけではなく，AD を勧められた群の中で，AD を作成した患者と作成しなかった患者を比べてみても，これらのアウトカムに群間差は見られませんでした。

　AD を勧めることで患者の自律性を高め，倫理的なアプローチを可能にし，医療費削減にもつながるだろうとの予測がありましたが，実現しなかったのです。AD の効果が示されなかった理由として，「AD があったとしても医師は必ずしもそれに従わなかったのではないか」，逆に「AD がなくても患者の意向を尊重したケアが行われたのではないか」「意思決定能力がなくなった，という本来 AD が効力を発揮する状況があまりなかったのではないか」（実際に多くの患者が終末期まで意思決定能力が保たれており，今後についての治療やケアについて話すことができた），などの理由が考えられました（が，どれか 1 つに確定することはできませんでした）。

　これらの研究から，AD には限界がある，医師・患者間のコミュニケーションツールとしては十分とはいえないと考えられるようになりました。AD が情熱的に進められていましたが，文書は文書に過ぎず，それよりも患者と医師（関係者）が十分な意思疎通をずっと継続しなければ，AD が目的とした結果は生じないことが示されたのです。

SUPPORT 研究の結果
壮大な ACP 介入の効果がなかった！

そこに登場したのが, 1995 年に JAMA に発表された **SUPPORT 研究**です [3]。SUPPORT 研究には観察研究である I 期と介入研究である II 期という 2 つの段階があります（図1 → p.2)。

SUPPORT 研究の 2 つの段階

- **I 期 (1989〜1991 年：患者の自己決定法の施行前)**
  適切な治療を提供するにはどのような課題があるか, どのような患者・医師間のコミュニケーションの課題があるかを明らかにする前向き観察研究です。

- **II 期 (1992〜1994 年：患者の自己決定法の施行後)**
  I 期で見つかった課題に対して介入方法を考え, その効果を調べたクラスターランダム化比較試験です。

> ベスイスラエル病院, デューク大学医療センター, UCLA 医療センターなど, 計 5 つの病院で研究が行われました。対象は 9 つの進行疾患（急性呼吸不全, 敗血症あるいは悪性腫瘍をともなう多臓器不全, 昏睡, COPD, うっ血性心不全, 肝硬変, 転移性結腸がん, 非小細胞性肺がん）のいずれかをもつ入院患者です。

まず, 研究者らは,「患者・医師間のコミュニケーションが増え, 予後や患者の意向についての理解が進めば, より早期から治療の意思決定がなされ, 死亡前に望まない状態で過ごす時間が減り, 医療資源活用の削減にもなるだろう」という仮説を立てました。I 期, II 期とも, 対象者やアウトカムはほぼ同じです。ACP の効果を考える上で大切な研究ですので, 少し丁寧に見ていきます。

SUPPORT 研究は, 米国の 5 つの病院で重篤な病気をもつ入院患者を対象に行われました。患者と代理決定者のインタビューは, 入院後 1 週目とその約 1 週間後に行われ, 患者の背景や機能状態, 自身の感じる QOL, 医師とのコミュニケーション, 痛みの頻度や程度, 治療・ケアへの満足度, 心肺蘇生（CPR）を差し控えてほしいかどうかについての患者の意向などが調べられました。医師に対しても, 1 週目と 2 週目にインタビューが行われ, 患者の CPR

● **SUPPORT 研究**
治療の転帰やリスクについての患者の意向と予後を理解する研究
(Study to Understand Prognoses and Preferences for Outcomes and Risks of Treatment)

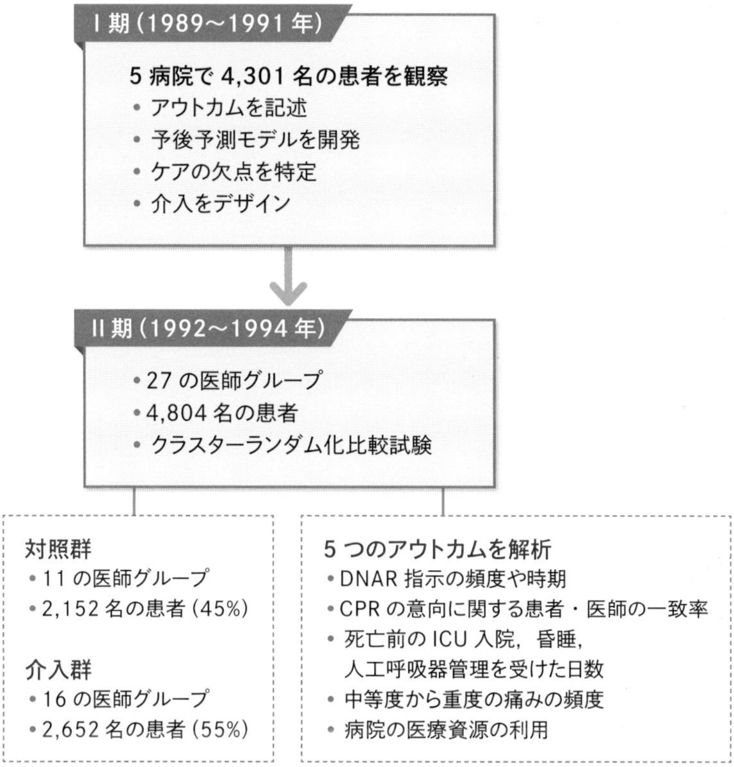

I期（1989～1991年）

5病院で4,301名の患者を観察
- アウトカムを記述
- 予後予測モデルを開発
- ケアの欠点を特定
- 介入をデザイン

II期（1992～1994年）

- 27の医師グループ
- 4,804名の患者
- クラスターランダム化比較試験

対照群
- 11の医師グループ
- 2,152名の患者（45%）

介入群
- 16の医師グループ
- 2,652名の患者（55%）

5つのアウトカムを解析
- DNAR指示の頻度や時期
- CPRの意向に関する患者・医師の一致率
- 死亡前のICU入院，昏睡，人工呼吸器管理を受けた日数
- 中等度から重度の痛みの頻度
- 病院の医療資源の利用

図2 SUPPORT研究の構造

〔A controlled trial to improve care for seriously ill hospitalized patients. The study to understand prognoses and preferences for outcomes and risks of treatments（SUPPORT）. The SUPPORT Principal Investigators. JAMA, 274（20）:1591-8, 1995.〕

の意向について尋ねられました。I期とII期の全体像を **図2** に示します。

▶I期（観察研究）
——医師・患者間のコミュニケーションや意思決定，終末期ケアは理想からほど遠かった

　計4,301名の患者の観察の結果，米国の先進的な施設における終末期ケアの実態がわかりました。4分の1が入院中に亡くなり，半数が6か月以内に亡くなるという，終末期の患者が対象でした。結果を一言でいうと，医師・患者間のコミュニケーションや意思決定，終末期のアウトカムが，理想からはほど遠いことが明らかになったのです。患者はみな重篤な病気をもち，亡くなることが予測されているにもかかわらず，前もって話し合ったり意思決定をしたりすることが，ほとんど見られませんでした。主な結果を **表1** にまとめます。

表 1 SUPPORT 研究 I 期の主な結果

- 約 3 割の患者が心肺蘇生 (CPR) の差し控えを希望したが，その意向を正確に知っていた医師は半数に満たなかった。
- CPR の差し控えを希望した患者のうち，約半数で入院中に DNAR 指示が書かれておらず，約 3 割が入院中に死亡した。
- 入院中に死亡した患者のうち約 8 割で DNR 指示があったが，そのうち 46% は亡くなる 2 日以内のぎりぎりの段階で書かれていた。
- 死亡した患者のうち，ICU 入院，人工呼吸器を装着していた，あるいは昏睡の期間は 8 日間 (中央値) だった。約 3 分の 1 の患者が 10 日以上 ICU に入院しており，46% が亡くなる 3 日以内に人工呼吸器を装着していた。
- 2 週目の患者インタビューで，2 割以上の患者が中等度から重度の痛みがあると答えた。遺族インタビューでも，亡くなる 3 日間に中等度から重度の痛みがあった患者は半数にのぼった。

〔A controlled trial to improve care for seriously ill hospitalized patients. The study to understand prognoses and preferences for outcomes and risks of treatments (SUPPORT). The SUPPORT Principal Investigators. JAMA, 274 (20):1591-8, 1995.〕

▶ II 期（介入研究）
——複合的な ACP 介入の効果が示せなかった

❶ 看護中心の複合的な ACP 介入を開発

　I 期の結果，参加施設の医師たちも「何か改善しなければ！」と思いました。そして，各施設の医師のリーダーと研究者らが集まり，どうすれば経過の見通しや患者の意向を反映するように意思決定の過程を改善できるのか，そして患者・家族・医療者間のコミュニケーションを向上できるのかを検討しました。医師たちは，本研究をもとにした信頼性のある予後に関する知見をすぐに見ることができ，研究スタッフが間に入ってより効率的に終末期の話し合いを患者とできるようにしてくれれば，患者の終末期のありようが改善するのではないか，と提案しました。

　以上をもとに，II 期では，I 期のデータから作成された信頼できる予後情報を迅速に医師が把握し，患者・家族の意向と予後・治療についての認識を看護師が確認して必要な話し合いを行い，面談の場を設定し，話し合った結果を診療記録に書くという介入プログラムをつくりました。

　この壮大な複合介入の中心は看護師でした。直接の介入者である研究に関わる看護師たちは，患者・家族・医師間で十分な意思決定の共有ができるよう，また患者にとって最善のケアとアウトカムにつながるよう，時間をかけ，患者・家族・医師とコミュニケーションをとりました。具体的に看護師が行った介入については，**表 2** に示します。

　SUPPORT 研究では AD について患者や家族に話を聞いたり，

表 2 SUPPORT 研究Ⅱ期の介入内容

介入の内容	誰に／どこに
Ⅰ期の結果のフィードバック	介入群のすべての医師
予後の情報 予後予測（6 か月まで），CPR の転帰， 重篤な機能障害の予測など	介入群の医師とカルテ
面談の情報 予後，CPR についての意向，AD，QOL，情報について の希望，痛みなどに関する患者・代理決定者の思い	介入群の医師とカルテ
看護介入 • 予後予測と面談内容について説明する • 予測される転帰と意向についての理解を高める • 意向や AD を明らかにし記録する • 痛みを評価し治療できるようにする • 患者・家族の意向や価値観を伝える • 面談の場をつくり，合意を得る • 今後の意思決定について計画するよう促す	患者，家族，スタッフ， 介入群の医師，カルテ

> 看護師は多方面の介入をしました。
> 情緒的支援や情報提供を行い，患者
> のケアに関わる者全員が互いに耳を
> 傾けられるように支援をしました。

〔A controlled trial to improve care for seriously ill hospitalized patients. The study to understand prognoses and preferences for outcomes and risks of treatments (SUPPORT). The SUPPORT Principal Investigators. JAMA, 274(20):1591-8, 1995.〕

作成の支援をしたりもしていますが，多岐にわたる介入の一部に過ぎません。「SUPPORT ＝ AD の失敗を示した研究」と AD に焦点を当てて紹介されることが多いですが，大きな意味では，医師と看護師が協力して患者中心の意思決定とコミュニケーションを支援する複合的 ACP 介入の効果を見た研究といえます（「AD だけを一生懸命していた研究」というわけではありません）。

❷ 複合介入の結果

Ⅱ期では各施設・診療科の医師の 27 のグループが介入群と対照群に割り付けられ，4,800 名以上が対象となりました（ 図2 ⇒ p.7）。5 つのアウトカム（DNAR 指示の頻度や時期，CPR の意向に関する患者・医師の一致率，死亡前の ICU 入院，昏睡，人工呼吸器管理を受けた日数，中等度から重度の痛みの頻度，病院の医療資源の利用）が評価されました。介入群の看護師はほとんどの患者・家族・医師とコミュニケーションをとっていました（中央値 4 回，平均 6 回）。

しかし，ふたを開けてみると，全くといっていいほど介入の効果はありませんでした。5 つのアウトカムは，いずれも改善を示さなかったのです（ 表3 ）。この表はちょっとわかりにくいと思いますが，1.0 ＝群間で全く差がないという意味になります。絶対値で見てみると，CPR や予後について医師と話をしたという患者は，介

表3 SUPPORT 研究 II 期の主な結果（1）：治療内容・痛み・費用

	補正した比（95% 信頼区間）
DNAR 指示が出されるまでの日数	1.02（0.90-1.15）
DNAR についての合致率（%）	1.22（0.99-1.49）
望ましくない状態（ICU 入院，昏睡，人工呼吸器管理）の日数	0.97（0.87-1.07）
中等度から重度の痛み（%）	1.15（1.00-1.33）
医療資源の利用（ドル）	1.05（0.99-1.12）

> 95% 信頼区間が 1 をまたいでいると，介入群と対照群の間に有意な差がなかったことを示します。どのアウトカムも介入群の効果は見られず，痛みはむしろ介入群で悪くなっていました。

〔A controlled trial to improve care for seriously ill hospitalized patients. The study to understand prognoses and preferences for outcomes and risks of treatments（SUPPORT）. The SUPPORT Principal Investigators. JAMA, 274（20）:1591-8, 1995.〕

表4 SUPPORT 研究 II 期の主な結果（2）：コミュニケーションと意向

	介入群	対照群
CPR について話し合ったと答えた患者・代理決定者	40%	37%
CPR について話し合わなかった患者のうち，CPR について話し合いたいと答えた患者	41%	41%
登録 2 週目に蘇生の意向を「CPR なし」に変更した患者	20%	17%
医師と予後について話し合った患者	41%	39%
予後について話し合わなかった患者のうち，予後について話し合いたいと答えた患者	42%	44%
予後についての報告を受けたと認識した医師	59%	NA
患者の意向について報告を受けたと認識した医師	34%	NA
患者・家族と特定の情報について話し合ったと答えた医師	15%	NA
SUPPORT 研究の看護師の関与により患者ケアが改善したと考えた医師	22%	NA

〔A controlled trial to improve care for seriously ill hospitalized patients. The study to understand prognoses and preferences for outcomes and risks of treatments（SUPPORT）. The SUPPORT principal investigators. JAMA, 274（20）:1591-8, 1995.〕

入群，対照群ともに 4 割前後にとどまりました（表4）。話し合いをしなかった患者のうち 4 割以上は，CPR や予後について「話し合いたかった」と答えていました。一方，介入を受けた医師は，予後についての報告を受けたことを認識していても，患者の意向についての報告を受けたことを認識していた医師は少数でした（「そろそろ危ない」という報告は聞いても，「○○さんが今後のことを話したいと言っています」という報告ははっきりと認識されなかったということです）。また，患者・家族とこれらの特定の話し合いをしたと答えた医師も少なく，看護師による介入の効果を感じていた医師は 4 分の 1 を下回りました。

さらに I 期，II 期を通して前記 5 つのアウトカムに関して縦断的な解析を行ったところ，5 年間を通して 5 つのアウトカムに経時的な改善も認められませんでした（図3）。研究による介入のみならず，国全体として，患者の自己決定法の施行，インフォームド・コ

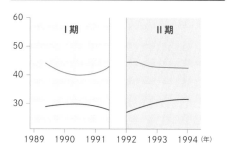

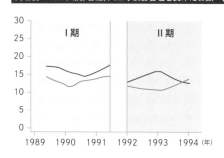

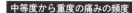

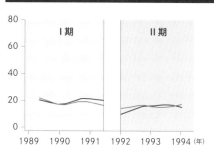

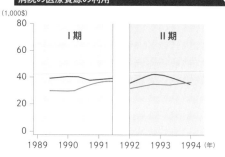

―― 介入群　―― 対照群

> 左側のＩ期の結果はベースラインの状態を示
> しています。Ⅱ期の結果が実際の介入の効果
> を示しています。Ⅱ期のランダム化の方法に
> 基づいてＩ期の群分けがシミュレートされまし
> た。ちょうどＩ期とⅡ期の間に患者の自己決
> 定法が施行されたのですが，Ｉ期とⅡ期の間
> にも，介入群と対照群の間にも，これら5つ
> の主な結果に有意な差は見られませんでした。

図3 SUPPORT研究の結果（3）：5年間にわたる経時的な変化もなし

〔A controlled trial to improve care for seriously ill hospitalized patients. The study to understand prognoses and preferences for outcomes and risks of treatments（SUPPORT）. The SUPPORT principal investigators. JAMA, 274（20）:1591-8, 1995.〕

ンセントを推進する社会的な動き，各種疼痛ガイドラインの広ま
り，という法的・社会的・医学的な背景があるにもかかわらず，変
化に積極的なはずの参加施設でも，現場にはDNR指示の時期，患
者・医師間の意向の合致，終末期の積極的治療や疼痛コントロー
ル，医療費などに改善が見られなかったのです。

> 5年間で介入の効果が全くみられない！
> ACPはなかなか「手ごわい」という感覚でしょうか。

ACP へ流れが大きく変わった！

多施設の重篤な疾患の患者 5,000 名近くを対象として，これほど密に計画された ACP 介入が奏功しなかったことは，米国の研究関係者はもとより，世界に大きな衝撃を与えました。SUPPORT 研究の代表者の 1 人である Joanne Lynn 先生に話を伺う機会がありましたが，「研究者も研究助成団体も満を持して臨んだ壮大な ACP 介入の効果が示せなかったことは，大きな失望だった」と話されていました。

「人は重篤な病気になれば，患者・家族ともに話し合いに参加し，病気の転帰についての現実的な見通しをもち，痛みは確実に緩和され，死の過程が希望に反して引き延ばされることはない」というのは，当時から全般的な理想とされてきました。しかし，その理想は，「スキルのある専門職が潤沢に時間を使い，患者・家族・医療者と協力しながら意思決定支援を行っていくこと」では達成しえないことが明らかになったのです。意思決定支援やコミュニケーションのプロセスを向上させ，終末期ケアを改善させることがいかに困難であるか，が明らかになりました。

▶ なぜ SUPPORT 研究は効果を示せなかったのか

ではなぜ，SUPPORT 研究では介入の効果が見られなかったのでしょうか。様々な理由が考えられます[3]。このような「いい結果の出なかった比較試験」だからこそ，学ぶことはたくさんあります。

❶ そもそも患者・家族・医療者は心の底では ACP のニーズを感じていなかったのでは？

まず，患者・家族は現行のケアに満足していたのかもしれません。終末期ケアに大きな改善の余地があることは総論としてはわかっていても，医師は，自分はよいケアを提供していると思っていたのではないか，とも考えられました。医師は長年の臨床の中で定まった実践方法があります。看護師の介入を承認はしたとしても，実際に自身の行動を積極的に変えたようには見えませんでした。そもそも SUPPORT 研究では，医師は情報を看護師から受け取っても，行動を変えることは求められていませんでした。

「○○さん，今後のことについて話し合いたいっていう感じです」と医師に言うまでが介入で，「○○さんと今後のことを話し合っておく時間をつくっておきますので，先生，来週水曜日の 16 時からお願いします」と部屋で待っている，というところまではしないという感じです。

これは人の行動に関することです。「難しい意思決定は，人は避けるものだ」という行動経済学的視点に立ち，人々の行動を変えるような何らかの仕掛けが求められるのかもしれません。例えば，どんなに予後予測の情報や患者の意向を知らされても，医師がそのような終末期についての話し合いにどこか苦手意識をもっていたらどうでしょうか。個々の患者で差し迫った問題と感じない限り，ついつい先延ばしするのもよくわかります。医師が先延ばしにする場合は，医師ではなく看護師自身が患者と話し合いを始める，医師に対するコミットメントを用意する（面談の設定などは外的コミットメントとしてわかりやすいです），などが日常でも行われていますね。

❷ 介入内容に構造的な限界があった？

どんなに SUPPORT 研究の看護師たちが献身的だったとしても，（特に医師以外の）一職種に過度に依存するような介入，一職種が多方面に放散するような活動では，終末期ケア全般を改善させることは難しかったのかもしれません。例えば，一職種ではなく，多職種チームや電子カルテの改善など多方面に同時に介入する別の介入モデルにより，多かれ少なかれ成功を収めた研究が後に続きました。直接患者とこれからの治療・ケアについて話し合う主治医のコミュニケーション力を改善させつつ，患者や家族，電子カルテの改善など組織的に取り組む QI 活動（Serious Illness Care Program ➡ p.78），より多職種の専門家集団が定期的かつ有機的に介入する**複合的介入**などが該当します。

❸ 家族を十分に巻き込まなかった？

どんなに個人の自律を重視する米国であっても，家族の存在が大切なことには変わりありません。患者が終末期になり意識がなくなった時に望む治療を単に医療者に伝えるだけで，その背景が家族に伝わっていなければ，いざという時に家族の意向が優先されるこ

●**複合的介入**
進行がん患者に診断後早期から専門的緩和ケアチームが有機的に介入することで，QOL と症状の改善を示した「早期からの緩和ケア」研究（➡ p.113）などがあります。

ともありえます。今回の介入では，家族を介入の対象としなかった
ことも効果が出なかった理由として考えられました。

> 患者が意思表示できなくなった時に家族に意思決定
> を尋ねるようなアジア，ラテンヨーロッパの国では，
> よりいっそう家族への関わりは重要だと思われます。

❹ 有効性を測定するアウトカムが不適切だった？

　ACPの効果を測るもの（アウトカム）としては何が適切なのでしょうか。これは2020年現在でも国際的に議論され続けているテーマです。

　SUPPORT研究が公開された5年後の2000年にLancet誌に出された論文では，ACPの本質を突いて以下のような考察が示されました[4]。古典的には，ACPは自分の意思決定能力がなくなった時に備えて，本人が前もって治療の意向を表出しておくのを支援するものです。これは自律の倫理原則に則っており，医師・患者関係の中で「文書のADを作成しておくこと」をアウトカムとすることが妥当であると考えられていました。でもそれは，医学的な文脈に過度に偏った見方です。

　患者からすると，ACPはそれだけではありません。ACPは本人の最期に向けて準備をしておく上で助けとなるものであり，周囲との様々な人間関係の中で紡がれる社会的なプロセスであり，家族など大切な人たちとの「生」という文脈において立ち現れるものです。翻ってSUPPORT研究で用いられた5つのアウトカムはいずれも医学的視点に偏重したものであり，患者や家族にとって十分に重要なものではなかった可能性があります。ACPのより深い目標として，「治療や終末期の過程においてコントロール感（sense of control）をもてると感じること」「家族など大切な人への負担を減らすこと」「家族など大切な人との関係性を強めること」などが考えられます。これらにより患者・家族の視点に立ったアウトカム設定が大切ではないかと唱えられました。

▶SUPPORT の付帯研究
──AD についての考察を深める

　SUPPORT 研究の主論文の発表後，数年にわたり立て続けに付帯研究が発表されました。ここでは，米国老年医学会の雑誌に載せられた 3 件の付帯研究シリーズを紹介します。いずれも AD について考察を深めています。

SUPPORT の付帯研究シリーズ
- AD が蘇生の意思決定に及ぼした影響を見ました [5]。
- 観察期間中にカルテに記載されたすべての AD について調べました [6]。
- AD のカルテ記載が増えれば，医療費削減につながるかどうかを調べました [7]。

❶ AD は医師・患者間のコミュニケーションや蘇生に関する意思決定を促進しなかった

　前述のように，SUPPORT 研究では患者の自己決定法の施行前後で観察研究（I 期）と介入研究（II 期）が行われました（図1 ➡ p.2）。II 期の対照群は，患者の自己決定法の制度化という"介入"を受けた群ともいえます。この付帯研究では，I 期（制度化前）と II 期の対照群（制度化後）を比べることで，患者の自己決定法の影響がうかがえ，II 期の対照群（POST）と介入群（POST+ SUPPORT）を調べることで SUPPORT 介入の影響がうかがえると考えられました。そしてこれらの群間で，AD が終末期ケアに及ぼす影響を調べました（図4）。

　結果，患者の自己決定法の施行後も，SUPPORT 介入を追加しても，リビング・ウイルや永続的委任状（代理決定者）についての知識や AD の所持率は変わりませんでした（図5）。唯一劇的に変

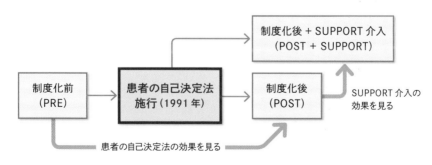

図4 患者の自己決定法施行前後の比較と SUPPORT 介入の比較

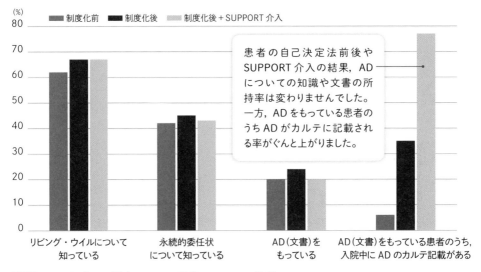

図5 ADの知識，所持率，カルテ記載についての比較

〔Teno J, Lynn J, Wenger N, et al.: Advance directives for seriously ill hospitalized patients: effectiveness with the patient self-determination act and the SUPPORT intervention. SUPPORT Investigators. Study to Understand Prognoses and Preferences for Outcomes and Risks of Treatment. J Am Geriatr Soc, 45(4): 500-7, 1997.〕

わったのは，ADをもっているという患者のうちカルテにADが記載された割合です。

　解釈ですが，ADのカルテ記載が増えたのは当然のことといえます。患者の自己決定法では，入院時患者がAD（文書）をもっていることがわかればそれを記載することを求めていました。また，SUPPORT介入の一環で看護師はADをカルテ記載することをルーチン介入として含めていました。

　本研究の興味深いところは，ADの記載が増えても，多くの臨床アウトカム（蘇生の意向についてのカルテ記載，医師と心肺蘇生について話したという患者・家族の報告，DNRの時期と頻度，死亡直前の蘇生）に重要な影響を及ぼすには至らなかったというところでしょう。実際，II期でADをもっている患者でも，医師はADについて（カルテに記載されていても）ほとんど気づいていませんでした。そもそも医師からADを書くように説明を受けたのは1割ちょっとに過ぎませんでした（多くの場合は家族や弁護士と相談していました）。ADをもち亡くなった患者の遺族に伺ったところ，ADが「終末期の意思決定にあまり役立たなかった」「効果がなかった」と答えた数（50%）が，「役立った」と答えた数（40%）を上回りました。終末期患者の遺族の目からも，ADが有用と感じたのは5人に2人だけだったのです。つまり，患者がADを作成していたとしても，それは医師に十分認識されず，代理決定者となるはずの

家族から見ても意思決定に十分有用とは思われていない実態が明らかになりました。

> おおざっぱにいえば，「書いているだけで，医師（や関係者）が継続して知らなければ，リアルな意思決定には反映しない」という感じでしょうか。

❷ AD には，いざという時のケアにつながる詳細な内容はほとんど書かれていなかった

2つ目の付帯研究では，カルテに記載された AD の内容が調べられました。患者の自己決定法が施行された後2年間の計4,804名の患者のうち，AD がカルテに記載されていたのは14%でした。そのうちほとんどがリビング・ウイルや永続的委任状についての記載で，受けたい医療や受けたくない医療についての特定の指示があったのは90名（なんと 1.9%!!）だけでした。延命治療についての指示があったのは36名，延命治療を求めたのは2名にとどまりました。大きな視点から見ると，実際に臨床に有用な AD はほぼないに等しかったと考えられました。そもそもこのような AD を「事前指示」と呼ぶのかどうかという課題にもなると思いますが，AD を記載するのであれば，具体的に，どのような時にどのような治療を希望する（希望しない）ということをはっきりさせるというところが大事なのではないかと思われます。

患者の自己決定法の効果が現れるのは10年単位の期間を要するのかもしれませんが，AD を推進する法律の具体的な臨床への効果を待つだけでは何も起こらないであろうことが AD の内容からもうかがえました。

❸ AD のカルテ記載が増えても，医療費削減につながらなかった

SUPPORT 研究前後，終末期ケアにかけられる医療費が増加していることが，広くいわれていました。1990年前半には，AD がカルテに記載されていることで終末期の入院中の医療費が削減されるかもしれない，という後ろ向き研究が出されました。一方ランダム化比較試験では，AD があることで死亡前1か月間の医療資源削

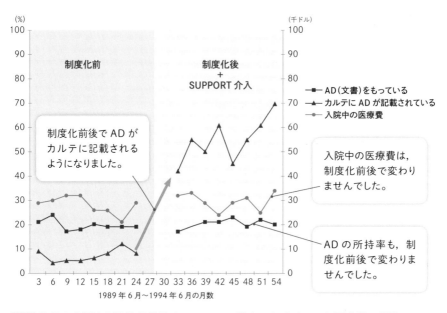

図6 患者の自己決定法施行前後の SUPPORT 研究における AD や医療費の推移

〔Teno J, Lynn J, Connors AF, et al.: The Illusion of end-of-life resource savings with advance directives. SUPPORT investigators. Study to understand prognoses and preferences for outcomes and risks of treatment. J Am Geriatr Soc, 45(4):513-8, 1997.〕

減につながるわけではない，とも示されました。

　このような背景から，SUPPORT の付帯研究でも，AD のカルテ記載があるかどうかと医療費の関連について調べられました。SUPPORT 研究の期間を通じて，AD のカルテ記載は増えたものの，医療費の変化は見られませんでした（**図6**）[7]。むしろ，SUPPORT 介入群では，AD 記載がある患者では，AD 記載がない患者に比べて医療費増加を示す傾向も見られました。

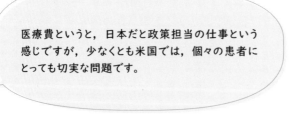

医療費というと，日本だと政策担当の仕事という感じですが，少なくとも米国では，個々の患者にとっても切実な問題です。

▶SUPPORT の付帯研究からいえること

　以上より，患者の AD の増加だけを求めるような制度化は，患者アウトカム向上にも医療費削減にもつながらないことがわかりま

した。研究者らは，当時の AD は患者・医療者間の ACP のコミュニケーションのプロセスの結果書かれるものではなかった，書いた AD も非常に内容の薄いものであった，AD があるからといって終末期の意向が医師や関係者に伝わるわけでもなかった，と考えました。

　しかし，SUPPORT の研究者らは，「医療において AD は重要でない」と結論付けるべきではない，と言っています。むしろ，今後は以下が大切であると唱えました。

> **SUPPORT 研究の研究者たちが提唱する**
> **今後の AD において大切なこと**
>
> ・患者・医師の両方が AD を書く際の意図（どうしてこれを記載するのか）を十分に理解すること。
>
> ・AD に書いた意向が（書いただけで終わらずに）しっかりと実臨床に反映されるような適切な計画を立てて記載すること（具体的に書く，書いたものを関係者で共有する，想定外のことに関してはどの程度の裁量の幅をとるかを話し合っておくなど）。
>
> ・そのためにしっかりとしたコミュニケーションのプロセスを踏んでいくこと。AD の完成が目的ではなく，AD も内包したコミュニケーションのプロセスが大切。
>
> ・「患者が意思決定できなくなった時に備えて，患者の意向に沿ったケアが確かに提供されるようにコミュニケーションをとっていくプロセス」としての ACP を推進する方向に，社会が向かうこと。

SUPPORT 研究の意義
ACP の進め方が見えてきた！

　SUPPORT 研究がどんなに効果の示されなかった研究（negative study）だったからといって，その功績が色褪せることはありません。「SUPPORT 研究での介入」により「効果」が見られなかった，ということは事実です。でも，SUPPORT 研究があったからこそ，法律や制度化だけでは医療現場が十分には変わらないこと，一職種に依存する介入では（少なくとも SUPPORT 研究で設定されたアウトカムに関しては）終末期ケアの改善が得られないこと，アウトカムを改善させるためにはより系統的なアプローチが必要であることなどが明らかになったのです。具体的には，先延ばしが生じないようにより積極的なコミットメントが必要なこと，一職種だけではなく集団として多方面の介入が必要なこと（患者に，家族

に，医師に，看護師に，電子カルテに）というあたりでしょうか。

　また，付帯研究を通じて，「ただ AD を書くだけ」から，「AD も書くけど，AD を含めた包括的な関係者全員の継続的なコミュニケーションが重要」という方向性に医療者の意識が変わりました。このように，「コミュニケーションのプロセス」の欠如と重要性を大々的かつ実証的に導き出し，コミュニケーションの要素を取り入れたことにより包括的な ACP 介入の研究の必要性を訴えたところに，SUPPORT 研究の社会的・学術的価値があると思います。医療者，研究者，政策立案者は意識する・しないにかかわらず，SUPPORT 研究という「巨人の肩」に乗り，よりはるかな見通しを得て，ACP の諸活動に取り組めるようになりました。

文献

1）Danis M, Southerland LI, Garrett JM, et al.: A prospective study of advance directives for life-sustaining care. N Engl J Med, 324(13): 882-8, 1991.
　📖 AD の文書の効果が示されなかったという 2 年間の前向き研究です。

2）Schneiderman LJ, Kronick R, Kaplan RM, et al.: Effects of offering advance directives on medical treatments and costs. Annals of internal medicine, 117(7): 599-606, 1992.
　📖 AD を勧めても患者のアウトカムや医療内容が変わらなかったというランダム化比較試験です。

3）A controlled trial to improve care for seriously ill hospitalized patients. The study to understand prognoses and preferences for outcomes and risks of treatments(SUPPORT). The SUPPORT Principal Investigators. JAMA, 274(20): 1591-8, 1995.
　📖 有名な SUPPORT 研究の主論文です。

4）Martin DK, Emanuel LL, Singer PA: Planning for the end of life. Lancet , 356 (9242): 1672-6, 2000.
　📖 AD の役割にも触れながら，ACP の目標や評価について深く洞察している総説です。

5）Teno J, Lynn J, Wenger N, et al.: Advance directives for seriously ill hospitalized patients: effectiveness with the patient self-determination act and the SUPPORT intervention. SUPPORT Investigators. Study to Understand Prognoses and Preferences for Outcomes and Risks of Treatment. J Am Geriatr Soc, 45(4): 500-7, 1997.

6）Teno JM, Licks S, Lynn J, et al.: Do advance directives provide instructions that direct care? SUPPORT Investigators. Study to Understand Prognoses and Preferences for Outcomes and Risks of Treatment. J Am Geriatr Soc, 45(4): 508-12, 1997.

7）Teno J, Lynn J, Connors AF, et al.: The Illusion of end-of-life resource savings with advance directives. SUPPORT investigators. Study to understand prognoses and preferences for outcomes and risks of treatment. J Am Geriatr Soc, 45(4):513-8, 1997.
　📖 5～7) SUPPORT 研究の付帯論文で，AD について様々な角度から論じています。

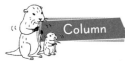
ACP に関係する用語

ACP に関係する用語を整理しておきましょう。

● 事前指示（アドバンス・ディレクティブ，Advance Directive: AD）

事前指示には，「意思決定能力のある本人が，意思決定能力を失った時に備えて，自分の希望する・希望しない医療処置について，あらかじめ指示をしておくこと」と，「自分の代わりに判断してくれる人を指名すること」があります。前者は内容指示型で，それを文書にしたものが「リビング・ウイル（Living Will: LW）」と呼ばれます。後者は代理人指示型で，代理決定者（代理人・医療代理人・代理判断人とも呼ばれます）の指名をするものです。それを文書化し，権限を与えた人が死亡するか取り消すまで有効であり続ける法的書類を永続的委任状（durable power of attorney）とも呼びます。

● 代理決定者（医療代理人）

患者が意思決定能力を失った場合，事前に代理決定者を選び，自分の希望を記載しておけば，自分の望む治療をより受けやすくなるだろう，という考えに基づいています。代理決定者の意思決定は，代理決定者自身の意向ではなく，本人なら何を望むか，本人にとって本当によいことは何かに沿った意思決定を行うことが求められています。そのために，患者は意思決定能力があるうちに，事前に最も信頼している人に代理決定者になってもらい，受けたい医療・受けたくない医療に関する自分の意向をしっかりと代理決定者に伝えておくことが望まれます。

重要な概念として，「裁量権（leeway）をどの程度まで許容するか」ということがあります。

臨床の状況はその時々で変わりえます。人工呼吸器は希望しないと言っていても，インフルエンザに合併して"回復可能そうな"肺炎になるかもしれません。自分のこれまでの意向に沿いながらも，実際に生じた状況に合わせて，「代理決定者と医療者で意思表示を修正する幅をもたせて運用する」ことを，患者と代理決定者の間で事前に定めておくといいといわれています。

患者と代理決定者とで話し合いのプロセスが進むと，患者と代理決定者の意向はほぼ一致すると思われがちです。しかしながら，両者の意向は必ずしも一致するわけではないこともまたわかっています（⇒ p.143）。いくら話し合っても，相手の思うことと自分の思いを100%一致させることはできないという人間の本質を見るようです。

（用語の定義は本書執筆時点における，一般的な内容です。国内では用語の整理が進んでいるため，詳細な定義は多少の変更がなされる可能性があります）

2章

ACP の概念

定義を研究する

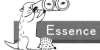

Essence

- ACP は，以前は事前指示（AD）を書くこととほぼ同義に使われていた。最近は，AD を書く書かないにかかわらず，これからの治療・ケアについて患者を中心に話し合いを行っていくコミュニケーションのプロセスを ACP と呼ぶようになってきた。
- ACP の定義について国際的な専門家が合意を得る，「デルファイ研究」が 2 件行われた。
- アジアや日本でも ACP の考えや実践が広がってきた。

ACP の概念

現状でまあまあ妥当とされる一般的な定義

　言葉の定義というものは時代とともに変わるもので，これ！という決まったものが永遠に続くものでもありません。ACP についても国内外で様々な定義が唱えられています。ここでは最近唱えられた代表的と思われる（まあまあ妥当だとみなす人がしばらくは多そうな）定義を載せておきます。

　国内外の ACP の主な定義を　表1・2　にまとめてみました。国内では，2018 年に出された厚生労働省の「人生の最終段階における医療・ケアの決定プロセスに関するガイドライン」の解説編で ACP について触れています[1]。国内では，しばらくはこれが ACP の基本的な定義として使われると思います。その他，日本医師会や日本老年医学会からも相次いで定義が発表されました[2,3]。

　ACP の定義の基本的な構造は，国内外を問わずおおむね同じです。「本人（患者）中心」「本人の価値観・目標・意向の明確化」「本人・家族等・医療者で共有」「支援のプロセス」などのキーワードが含まれています。「事前指示（AD）」は補助的な位置付けとして示唆されることはあっても，必須とは捉えられていません。日本でも ACP を公に議論する際，話し合いや意思決定支援のプロセスを強調したことは，AD だけではあまり効果がなかったという ACP の歴史を踏まえているのだと思います。

表1 国内における ACP の定義

団体	ACP の定義
厚生労働省 (2018)	人生の最終段階の医療・ケアについて，本人が家族等や医療・ケアチームと事前に繰り返し話し合うプロセス
日本医師会 (2018)	将来の変化に備え，将来の医療及びケアについて，患者さんを主体に，そのご家族や近しい人，医療・ケアチームが，繰り返し話し合いを行い，患者さんの意思決定を支援するプロセス
日本老年医学会 (2019)	ACP は将来の医療・ケアについて，本人を人として尊重した意思決定の実現を支援するプロセスである。 ＊ACP の実践のために，本人と家族等と医療・ケアチームは対話を通し，本人の価値観・意向・人生の目標などを共有し，理解した上で，意思決定のために協働することが求められる。ACP の実践によって，本人が人生の最終段階に至り意思決定が困難となった場合も，本人の意思をくみ取り，本人が望む医療・ケアを受けることができるようにする。

〔厚生労働省：人生の最終段階における医療・ケアの決定プロセスに関するガイドライン 解説編，2018.／日本医師会：終末期医療 アドバンス・ケア・プラニング（ACP）から考える，2018.／日本老年医学会：ACP 推進に関する提言，2019.〕

表2 海外における ACP の定義

団体	ACP の定義
Sudore ら (2017)	ACP は，年齢や病期を問わず，成人患者が自身の価値観，生活の目標，今後の治療に対する意向を理解・共有することを支援するプロセスである。 ACP の目的は，重篤な病気や慢性疾患の中で，人々が自身の価値観，目標，意向に沿った治療を受けられるように支援することである。多くの人々にとって，このプロセスには本人が自分で意思決定ができなくなった場合に意思決定をしてくれる信頼できる人（等）を選ぶことが含まれる。
EAPC (2017)	ACP とは，意思決定能力を有する個人が，自分の価値観を確認し，重篤な疾患の意味や転帰について十分に考え，今後の治療やケアについての目標や意向を明確にし，これらを家族や医療者と話し合うことができるようにすることである。ACP においては，個人の身体・心理・社会・スピリチュアルな面を通じた気がかりを話し合うことも重要になる。万が一自分で意思決定ができない時が来ても自身の意向が尊重されるためには，あらかじめ自分の代理人を決定し，意向を記載し，定期的に振り返ることが推奨される。

〔Sudore RL, Lum HD, You JJ, et al. : Defining Advance Care Planning for Adults: A Consensus Definition From a Multidisciplinary Delphi Panel. J Pain Symptom Manage, 53 (5):821-32.e1, 2017.／Rietjens JAC, Sudore RL, Connolly M, et al.: Definition and recommendations for advance care planning: an international consensus supported by the European Association for Palliative Care. Lancet Oncol, 18 (9):e543–51, 2017.〕

ACP の定義を研究的にアプローチする

　特にここ 10 年ほど，国際的に ACP に関する研究が次々に報告されるようになりましたが，「ACP」が指すものがまちまちであることがわかってきました。何をもって ACP と呼び，何をもって効果があるとみなすか。こうした ACP の「定義」や「アウトカム」は研究によって異なり，国際的なコンセンサスがありませんでした。医療全般において世界のいたるところで様々な ACP の（ACP っぽい）活動が始まっているものの，ACP の定義やアウトカムに対する共通理解がなかったのです。このままでは研究や活動間の知見が比べられず，最も有効な介入プログラムやツールが何かを決めるこ

とも難しくなります。そこで，今後 ACP の臨床や教育，研究や啓発を行っていく上で，定義やアウトカムについて共通認識をもちましょう，という動きが出てきました。

　ACP の定義を提唱した代表的な国際共同研究を 2 つ，紹介します。ここでは，ACP の定義や推奨について専門家間の合意を得ていく，「デルファイ法」という手法が使われました。デルファイ法は専門家が合意形成を行うプロセスで，細かくいろいろな方法があり，国内のガイドラインの推奨文作成の時にも用いられています。

▶ ACP の定義に関する欧米の国際研究

❶ Sudore らによる ACP の定義

　まず，米国の Sudore らは 4 か国の ACP の専門家を集めて，ACP についてどのような定義と患者中心のアウトカムが望ましいかを検討するデルファイ研究を行いました[4,5]。**Sudore 先生**は米国カリフォルニア州の老年医学・緩和ケアの専門家で，以前から ACP についての研究をされています。デルファイ研究の結果，表2 のような定義が提案されました。病期を問わず，ACP の対象を幅広く設定しているところに特徴があります。

　Sudore らが行ったデルファイ研究について，詳しく見てみましょう。

　彼女らはまず先行文献をレビューしました。その後専門家の間で何度も話し合いを行い，ACP の定義だけでなく，研究する時に何を評価すればよいか（アウトカム）なども提案しました。その過程で，患者中心の ACP のアウトカムを標準化することを目的とした点数付け（1 ＝全く重要でない〜7 ＝きわめて重要／すべての ACP 研究に必須，の 7 件法）を行いました。米国，カナダ，オランダ，オーストラリアから計 52 名の専門家が参加しました。ほとんどが米国（80%）からの参加です。英語圏のデルファイ研究として必ずしもバランスが取れているとはいえませんが，実施可能性が優先されています。

　また，定義を検討するにあたり，専門家間で様々な意見の不一致が明らかになりました（表3）。AD は必須 vs. 会話でよいか，話し合うのは治療についての意向 vs. 患者の価値観が中心か，ACP は将来の意思決定に絞るのか vs. 今の（現時点での）意思決定や共有意思決定を含むのか，など，国内でも人によって意見の違いそうなと

● **Sudore 先生**
ACP のウェブサイトとして有名な "PREPARE"（➡ p.97）も彼女たちが作りました。

表3 ACPの定義についての専門家の意見が一致していなかった部分

	ACPの専門家たちのコメント
AD vs. 会話	「ADは必ずしも全例で必要なわけでない」，「記載より会話が大事」 「カルテにADがあることは必須」
治療についての意向 vs. 患者の価値観	「治療についての意向の記載が最重要」 「DNARは指示としては大事だが，価値観や意向，目標などについてのACPの話し合いのほうが総じて情報量が多い」
将来の意思決定 vs. 今の意思決定	「ACPはそれが必要になる前に行うもの。現時点での意思決定も一連のACPの一部」 「ACPと共有意思決定は別のもの」
代理決定者の要 vs. 不要	「代理決定者がACPで最も重要」 「代理決定者は患者に意思決定能力がなくなった時だけ重要になる」
医療者の要 vs. 不要	「記載はほとんど行われないし臨床状況もどんどん変わるので，主治医と話すことは有用とは限らない」 「ACPの記載を作成し，折に触れ振り返り，代理決定者と患者と一緒にACPについて話していくことは，医療者にとっても最重要」

〔Sudore RL, Lum HD, You JJ, et al. : Defining Advance Care Planning for Adults: A Consensus Definition From a Multidisciplinary Delphi Panel. J Pain Symptom Manage, 53 (5):821-32.e1, 2017.〕

ころはやはり国際的にも意見が分かれていることがわかります。その不一致に関してどのような議論がなされたかも明記しています（表4）。確かに臨床的にもモヤモヤする事柄なだけに，それに対する熟考の跡を示してくれている点は非常に有用です。

この定義も暫定的な定義です。今後の理解の深まりによって言葉の意味というものは時代時代で変わっていくのだと思います。

❷ 欧州緩和ケア学会（EAPC）による
ACPの定義・推奨項目・アウトカム

同時期に欧州緩和ケア学会（European Association for Palliative Care: EAPC）がACPのワーキンググループを立ち上げ，別のデルファイ研究を行いました[6]。EAPCのACPの定義はSudoreらのデルファイ研究と異なり，あまり不一致点についての検討内容は書かれていません。ACPの定義と様々な推奨項目を簡潔明快に論じています。2つの定義（拡大版，短縮版）と41項目の推奨「ACPの要素」「役割やタスク」「ACPのタイミング」「ポリシーや規則」

表4 ACP の定義の論点と合意

	Sudore らのデルファイ研究に参加した専門家間の合意
▶ ACP の対象	
1. 誰を対象にするか	本定義では成人を対象にする（小児や意思決定能力のない成人では特別に考慮することがあるため）。
▶ ACP の範囲	
2. 狭めるか広げるか	定義の後に，ACP の目標を一文で説明する。
3. 患者か医療者の行動に焦点を当てるか	患者中心の定義にする。成人患者で ACP の支援をするにあたっての臨床的な方法を記述する。
4. 代理決定者，家族，友人を入れるか	信頼できる人がいるかどうかにより，信頼できる人（たち）を選び事前に話し合っておくことを ACP に含める。信頼できる人（たち）には，代理決定者，家族，その他の人が含まれる。
5. 医療者や一般市民も使える定義か	医療者を意図した ACP の定義だが，一般市民が使えるようにもするべき。
▶ ACP の定義の目的	
6. ACP は一連のプロセスか，AD や医療の指示のように一時のものか	ACP は一連のプロセスとして説明。ACP は何度も振り返ることを認識する（特に生活環境や病状の変化など）。ACP では特定の医療の計画にも焦点を当ててよい。
7. ACP は健常な時に行ってもよいか，重篤な疾患や終末期だけに行われるものか	ACP は「重篤」な疾患も「慢性」の疾患も両者を含む。ACP は生涯を通じて行う。
8. 代理決定者か本人のどちらに意思決定の準備を促すか	ACP は本人が自分自身の意思決定を行う準備ができるように促すことを含む。意思決定能力がなくなった場合に備えることも含む。
9. 話し合いか AD などの記載か	ACP は会話と記載の両方に焦点を当て，提供する医療が本人の意向に沿っているようにする。
10. 本人の生活の目標や価値観についてか，治療についてか	ACP は本人の価値観や生活の目標に沿って特定の治療・ケアの計画を立てられるようにする。「目標」とは，自立していたい，あるイベントに出席したい，など本人中心のものである。

〔Sudore RL, Lum HD, You JJ, et al. : Defining Advance Care Planning for Adults: A Consensus Definition From a Multidisciplinary Delphi Panel. J Pain Symptom Manage, 53 (5):821-32.e1, 2017.〕

「ACP の評価」がまとめられています（**表5**）。

　ACP ワーキンググループは，8 か国から 15 名の専門家でタスクフォースを作りました。まず ACP の総説やメタアナリシス 90 件のレビュー（meta review）とタスクフォース内での検討により，1 年以上をかけて ACP の定義，ACP における医療福祉従事者の役割とするべきこと，ACP を行うタイミング，政策と制度，ACP のアウトカムに関する原案を作成しました。

　次に，米国，カナダ，オーストラリア，欧州の 14 か国から計144 名に声をかけ，うち 109 名の参加を得て，各項目に対してどの

表5 EAPC による ACP の推奨項目 (筆者ら翻訳)

▶ **ACP で推奨される要素**

1. ACP のプロセスには，ACP についての個人の理解を探ることや，ACP の目的，要素，益，限界，および法的状態について説明することを含める。

2. ACP プロセスに取り組む個人の心の準備の状況に合わせる必要がある。

3. ACP には，個人の健康に関連した経験や知識，懸念，ならびに，身体的，精神的，社会的およびスピリチュアルの領域にわたる個人の価値観を探索することを含める。

4. ACP には，将来のケアの目標を探索することを含める。

5. 適切な場合には，診断，疾病経過，予後，考えられる治療法やケアの選択肢の利点と欠点についての情報を ACP に含める。

6. ACP に，将来の治療やケアについての目標や意向を明確化することを含めてもよい。適切な場合には，それらの目標や意向がどの程度現実的なものであるかについても検討する。

7. ACP には，代理決定者を指定する選択肢があることや，その役割について説明することを含める。個人が自身の意向を表明することができなくなった際に，該当地域の「法」に従って，個人の代わりに代理決定者が判断することになる。

8. ACP には，個人の代わりに意向を表明する際に，すでに表明されている意向に加えて，代理決定者が個人の現状の臨床的状況をどの程度考慮に入れることができるかについての検討を含める。

9. ACP には代理決定者の指名とその記録を含めてもよい。

10. ACP には，該当地域の「法」に従って，事前指示書 (患者が自身の意向を表明することができなくなった際に考慮すべき価値観や目標，意向について記録した文書) の選択肢と役割についての情報を含める。

11. ACP には事前指示書の作成を含めることができる。

12. ACP には，事前指示書のコピーを家族や医療者に渡すように個人に推奨することを含める。

▶ **推奨する役割やタスク**

13. 医療者は，個人と，およびその個人が希望するのであれば，その家族と ACP について話し合う際には，個人中心のアプローチを採用すべきである。このためには，個人の健康リテラシーやコミュニケーションスタイル，個人的価値観に応じて ACP の会話内容を合わせる必要がある。

14. 医療者は，診断や予後，死および死にゆくことについて個人およびその家族と話し合うスキルとオープンさをもっている必要がある。

15. 医療者は，個人およびその家族に対して，ACP に関して明確で首尾一貫した情報を提供しなければならない。

16. トレーニングを積んだ医師以外のファシリテーターが ACP のプロセスにおいて個人をサポートすることができる。

17. ACP の開始 (つまり，個人の経験や知識，価値観，気がかりについて探索すること) は，医療のセッティングでも医療以外のセッティングでもありうる。

18. 診断や予後，治療およびケアの選択肢について話し合うこと，将来の医療やケアに関する目標や意向がどの程度現実的なものであるか検討すること，患者のカルテに話し合った内容を記録することなどの ACP の臨床面に関しては，適切な医療者が携わることが必要である。

▶ **ACP 実施のタイミングについての推奨**

19. 個人は人生のどの段階にあっても ACP を行うことができるが，健康状態が増悪する，あるいはより高齢になるに従って ACP の内容は焦点が絞られたものになりうる。

20. 価値観や意向は時間が経過するにつれて変わっていくことがあるため，ACP の会話内容や文書は，定期的に更新する必要がある。例えば，個人の健康状態が増悪した際や，個人的状況が変化した場合，あるいは高齢になった際などである。

21. 人々の ACP に対する認識を高める必要がある。これには，ACP の目的や内容，ならびに，ACP の法的状態や，ACP へのアクセス法についての認識を含む。

（次ページに続く）

22. 事前指示書は，構造化された形式で，緊急な状況で明確な目標や意向が容易に特定できるようになっている必要があると同時に，自由記載形式で，個人が自身の価値観や目標，意向を記述できるようになっている必要がある。

23. 医療機関はいつ ACP を開始してよいかについて明確にしておく必要がある。例えば年齢や疾病の程度，ケアの移行などが開始の目安になりうるが，このような機会だけに限定されない。

24. 医療機関は，カルテに事前指示のコピーを保管する信頼性の高いセキュリティシステムを構築し，容易に参照し，転送，更新できるようにしておく必要がある。

25. 政府，医療保険会社，および医療機関は，ACP に対する適切な資金提供と組織的サポートを確実に行う必要がある。

26. 法令では，ACP プロセスの結果（代理決定者による方針決定や事前指示）を医療に関する方針決定の法的拘束力をもつガイダンスとして認識する必要がある。

▶ ACP の評価に関する推奨

27. 研究や活動の目的にもよるが，以下の概念について評価することを推奨する：

A. ACP についての知識（個人，家族，医療者が評価）

B. ACP に携わる自己効力感（個人，家族，医療者が評価）

C. ACP に参加する心の準備（個人，家族，医療者が評価）

D. 目標や意向の特定

E. 目標や意向についての家族とのコミュニケーション

F. 目標や意向についての医療者とのコミュニケーション

G. 代理決定者の指定

H. 目標や意向の記載

I. ACP に関する話し合いや文書の，時宜に応じた改訂

J. ACP をどの程度意味があり，役立つものと考えたか（個人，家族，医療者が評価）

K. ACP についての会話の質（個人，家族，ファシリテーター，医療者が評価）

L. ACP プロセスの満足度（個人，家族，医療者が評定）

M. 医療の利用

N. 受けたケアが，個人の表明した目標や意向に合致するものであったかどうか

28. 上述の概念に関してアウトカム評価尺度を特定もしくは構築し，結果をプールし異なる研究や活動の間で比較できるようにすることを推奨する。これらのアウトカム評価尺度は，適切な心理測定特性を有し，十分に簡潔で，関連する集団内で妥当性が検証されているものでなければならない。

〔Rietjens JAC, Sudore RL, Connolly M, et al.: Definition and recommendations for advance care planning: an international consensus supported by the European Association for Palliative Care. Lancet Oncol, 18(9):e543-51, 2017.〕

程度同意できるかについて調査を 2 回行い，その過程でタスクフォースによる検討が行われました。複数の患者代表もパネルに参加していることが特徴的です。各段階で項目に加除修正を加え，最終的には EAPC の承認を得て発表しています（図1）。

　彼らのデルファイ研究は，方法論を重視する欧州の学会らしく（論理性を重視するオランダの研究者が中心になっていることもあ

Pick up!

EAPC と ACP の 2 つの定義

E APC は緩和ケアの国際学会の中でも学術的な活動が盛んで，欧州諸国を中心に多数の共同研究を行ったり，白書を発表したりしています。ACP は最近の話題であるだけにその世界は狭く，Sudore 先生を含め 2 つのデルファイ研究の専門家はかなり重複しています。ACP ワーキンググループの長はオランダの Erasmus 大学の Judith Rietjens 先生と Ida Korfage 先生で，心理や看護，経済学などが専門です（ちなみにこの 2 人は 2018 年に来日し，日本緩和医療学会学術大会で ACP の発表をされました）。

同時期に定義が 2 つ出たことについて Rietjens 先生に伺ってみました。特にどちらを使うのがよい，という認識はなさそうです。「定義を 1 つにしなければ！」ということでもなく，いろいろな角度から ACP が議論されるうちに，その時代に即した全体像や特徴が浮かびあがってくる，そういうものなのかもしれません。

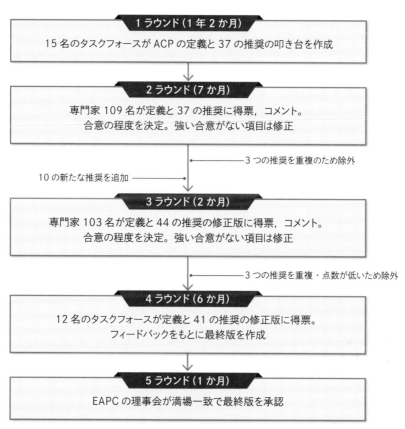

図1 EAPC の ACP についての合意形成：デルファイ法

り），CREDES という基準に基づいて行われました。CREDES とは，"Conducting and Reporting of Delphi Studies" の略で，ランダム化比較試験を実施・報告する時に CONSORT という基準が参考にされるように，デルファイ法はこうやったらいいよという決まりのことです[7]。

　内容としては，治療など身体的なことだけではなく，心理社会的，またスピリチュアル面の事項も含めたこと，疾患を問わないこと，意思決定能力を有する人を ACP の対象としたことも特徴的かと思います。

　Sudore らのデルファイ研究でもいえることですが，これらの定義と推奨項目の特徴は，なんといっても，ACP の焦点が「患者の意思決定能力がなくなった時に備えて治療選択の参考になるもの」から，「年齢や疾患を問わず，意思決定能力がなくなった時を含む将来の医療に関する目標と意向についての話し合いをすること」に移ったという認識が示されたことでしょう。これまで多くの研究でこの変遷が示唆されていましたが，国際的な専門家パネルの合意をもってこの定義が出されたことは，画期的なことでした。

　ちょうど日本でも 2018 年に厚生労働省から ACP に言及したプロセスガイドラインが出る前で，同様の議論が行われていたところでした。「本人が意思決定能力を有するうちから，意思決定能力がなくなった時を含む将来の治療・ケアについて繰り返し話し合っておくプロセスが ACP である」—このことが北米・欧州・オーストラリアなどの西洋諸国と日本とで，ほぼ同時期に提言されたことになります。

ACP といった時に，「意思決定ができなくなった時に備えて」（狭い意味での昔からの ACP）なのか，「（意思決定できる状態のことも含めて）将来についての」（広い意味の今風の ACP）なのかによって，受け取る人の意識が違うでしょうから，この辺は ACP の議論をする時には意識してはっきりさせておきたいところです。

▶ACP の定義に関するアジアの国際研究

EAPC が出した ACP の定義に関する発表を初めて聞いたのは，スペインのマドリッドで行われた 2017 年の EAPC の学術大会でした。系統的で明確なプロセスに感銘を受けると同時に，患者の自己決定権を何より重んじる文化・医療風土ならではの推奨項目である，という思いが湧きました。患者の自己決定権，といっても，突然患者になって自己決定が大事にされるわけではなく，生まれてこの方，小学生くらいになったらもう「自分で決める」ことが大事な文化の国と，「あんた，言うこと聞いときなさいよ」「はぁ～い」がいい子とみなされる国との違いは根本的なところにあります。このまま日本に導入して，「これが ACP です，これこれの項目に沿って行ってください」という直輸入は困難だと感じました。

ACP，特に終末期の話し合いや意思決定プロセスは，多かれ少なかれ文化的に形成された価値観に影響を受けます。「自律」の原則は，主に北米と西欧で重きを置かれる臨床倫理です。日本をはじめ，アジア諸国や南欧の一部では，本人の自律より家族なども含めた集団的な意思決定プロセスが重んじられる場面が多くあります。生死に関わる話題に，国際的に画一された「正解」はありません。欧米で何らかの推奨が出たからすぐにそれに倣う，というのも違和感があります。それぞれの文化・社会で何が最も適切かは異なりますし，同じ国・文化圏であっても時代によって大きく変化することもあります。

発表を聞いた後，日本あるいはアジアでも同様の研究が必要だとの思いを，同じ会場におられた木澤義之先生（神戸大学）と共有しました。そして学会会場で Rietjens 先生と Korfage 先生に相談し，アジアにおける ACP のデルファイ研究にアドバイザーとしてご助力いただくことになりました。会場には，同じ思いを抱いた韓国，台湾，香港の先生方もおられ，その後連携してアジアにおける ACP の定義と推奨のデルファイ研究を進めることになりました。アジアの仲間と共同研究を始めて 2 年ほど経ちます。ACP の定義を検討する中で学んだことをまとめてみます。

❶ アジアにおける終末期ケアの考え方

アジアにおける ACP を考える上で，アジアでの終末期ケアの全般的な考え方を理解しておくことは大切です。アジアといっても東アジア，南アジア，東南アジアなど，地理的に広範であり，言語，

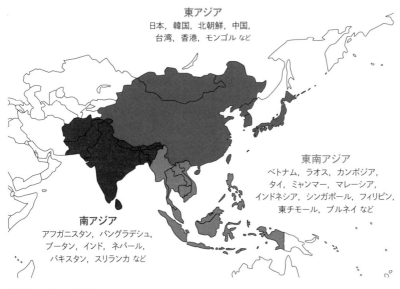

図2 アジアの国々

文化, 宗教, 習慣, 教育も非常に多岐にわたります(**図2**)。「死」の捉え方も葬儀の形式も様々です。その中でも,「集団的な価値観」(collective cultural values)は, 多かれ少なかれアジアに共通しているといわれています。

　筆者らはアジア全体の終末期ケアの専門家ではありません。ここでは, アジア圏の文献や共同研究者との議論を通して教わった一般論について, 中国・韓国の文化に焦点を当てて振り返ってみます。現在様々な法制度やグローバル化を通じて急速に考え方が変わってきていますが, ひとまず伝統的とされる考え方を見てみましょう。

　中国・韓国の文化では, 自身の親や高齢者, 祖先を敬う「孝, filial piety」の考え方があります。filial piety の一環として家族中心の意思決定が重視され, 治療を考える時や病状説明をする時に「まず, 年長者にする」という伝統があります(日本では, まずおじいさんが呼ばれることはあまりないでしょうが)。孝の表れとして, 子どもは親が長く生きられるよう最善を尽くします。治療を中止することに同意することは, filial piety の精神にそむくという考えがあります。

　意思決定プロセスにおいても, 患者の自律性より, 医師と家族全体の意思決定が重視されます。家族の中心となる人(例えば, 夫か長男)が意思決定の中心を担うことが通例です。特に韓国では親子関係が重視され, 親は子のために最善の意思決定を行い, 子は filial piety の責を全うするべく親のために最善の意思決定を行う傾

向にあります。両者はそれぞれにとって何が最善かを知っていると考えており（欧米から見ると「思い込んでいる（assume）」とも指摘されることもあります），特に両者間では明確に言葉で話し合うことも一般的ではありません。重篤な疾患については本人に告げず，ACPやADについて話し合うこともためらわれます。がんの病名や終末期，死についての話題はタブー視され，真実を告げること（truth telling）より間接的なニュアンス（indirect nuances）を伝えることが好まれます。

　また，中国では終末期や死について話すのは不吉なことで，言葉にすることで何かよくないことが起こるという考えもあります。このような考え方を反映し，病名告知もまず家族に行われることが一般的です。家族も細心の注意を払って本人につらい気持ちをさせないよう，あきらめさせないように心がけます。

　もし積極的治療が利用可能で安価に受けられるのなら，その中止を子が求めることが難しいのは想像に難くありません。最後の瞬間まで治療が行われるよう，家族が病院にとどまることも珍しくなく，終末期に家族の役割が十分果たせないことが家族の罪悪感につながります。こうした伝統が，「患者を中心に今後の治療やケアについて話し合いを繰り返すプロセス」であるACPの考え方との間に軋轢を生むこともあります。「患者を尊重する」というコアの部分は同じですが，尊重の仕方が真逆だからです（おおざっぱに言えば，「患者がすべてを知った上で判断することを尊重する」のと「患者のことを慮ってまわりで一番よいことをしてあげる」）。

　しかし，患者中心の話し合いを進めるACPの流れは非常に大きく，韓国や台湾ではACPのプロセスが法制化され，2018〜2019年に相次いで施行されました。最近では韓国でも台湾でも，はっきりと聞いたり話したりしないとわからないから，ACPでは明確なコミュニケーションをとることを推奨されることが多いそうです。

歴史的に続いてきたfilial pietyの価値観とACP，この一見相反する流れを国民・医療者がどのように文化に順応させていくか。同じアジアの一員として非常に興味があります。

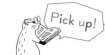

Pick up!

家族中心の意思決定はアジアに限らない

A CP や意思決定における家族中心の考え方は，多かれ少なかれ「儒教文化」を共有している地域に特徴的かと以前は思っていました。最近，インドネシアの緩和ケア医から，「論文にはよく filial piety って書かれているけれど，家族中心の意思決定って filial piety が大切だから? 家族の役割が大きいのはインドネシアでも同じだけど…」と尋ねられました。儒教文化の影響が残っているかどうかにかかわらず，患者・家族全体としての集団的な意思決定は，アジアでは広く行われていることを知りました。

　家族中心の意思決定という点では，イタリアやギリシャからの報告でも類似の医療風土を感じます。例えば，イタリアで行われた多施設前向き観察研究では，苦痛緩和のための鎮静を受けた患者のうち，鎮静についての説明と同意（インフォームド・コンセント）を行っていたのは 3 割にも満たなかったこと，しかしほぼ全例で家族には説明を行っていたことが報告されています [8]。筆頭著者の Caraceni 先生が 2018 年の EACP の大会でこの発表をされました。会場からイギリスの参加者が「なぜ患者自身に鎮静のことを伝えないのですか」と質問しました。家族としてではなく個としての自律に重きを置くアングロサクソンの文化では，当然と思われる質問です。それに対して Caraceni 先生は，「それがイタリアの文化だから，Because that's our culture」と端的に答えられました。イタリア国内のガイドラインでも鎮静の際は患者に同意を得ることが推奨されているものの，実臨床では必ずしも患者本人から同意を得ていないことが論文の考察に書かれています。

　このように，アジアの文化に沿った ACP を考えることは，アジアと共通する意思決定プロセスを有するアジア以外の国にも参考になる可能性があります。

❷ アジアの中での多様性

　また，アジアの中での多様性について理解しておくことも必要です。「アジア」というと，"アジア系アメリカ人"など，欧米では十把一絡げで論じられる傾向があります。しかし，私たちアジアに住む日本人からすれば，日本での終末期ケアは**韓国や中国の習慣**とは異なるという感覚があります。

　アジアには，患者より先に家族に終末期についての話し合い（end-of-life discussion: EOLd）を行う文化があることは国際的にも知られています。東アジアの国の間でどの程度患者の自律を尊重するかについての緩和ケア医の認識を調べてみると，国の間で結構異なることがわかりました [9]。例えば，日本より韓国や台湾では，治癒不能ながんの診断をより最初に家族に伝える傾向が強いこと，家族が反対しても患者に伝えるべきと考える医師は少ない傾向があることがわかりました（**図3**）。

● **韓国や中国の習慣**
例えば，伝統的に韓国では臨終の場面に男性が大きな声で泣くことは一般的であり，中国では亡くなる時に本人が満腹であることが大事と思われているようです。

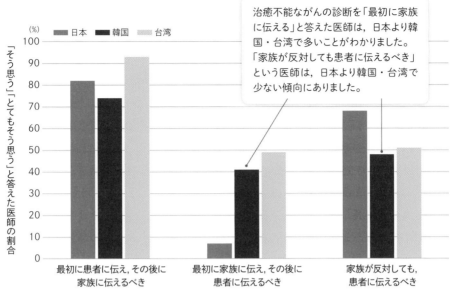

治癒不能ながんの診断を「最初に家族に伝える」と答えた医師は，日本より韓国・台湾で多いことがわかりました。「家族が反対しても患者に伝えるべき」という医師は，日本より韓国・台湾で少ない傾向にありました。

図3 治癒不能ながんの診断の伝え方：日本・韓国・台湾の医師の考えの違い

〔Morita T, Oyama Y, Cheng SY, et al. : Palliative Care Physicians' Attitudes Toward Patient Autonomy and a Good Death in East Asian Countries. J Pain Symptom Manage, 50 (2):190-9 e191, 2015.〕

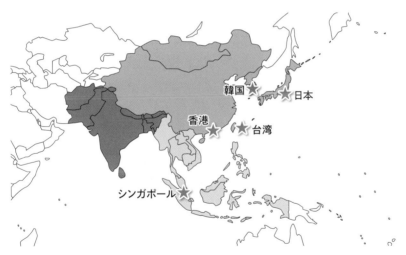

図4 共同でデルファイ研究を進めているアジア5か国

❸ アジアにおける ACP の定義

　2018年から，日本・韓国・台湾・香港・シンガポールのアジア5か国（ 図4 ）で，アジア文化に即したACPの定義と推奨を検討しようというデルファイ研究が始まっています。5か国は，ある程度意思決定に家族の役割が大きい儒教的な文化が残っていて，近い価値観を共有しているであろう，ということで選ばれました。コアメ

ンバーは様々な診療科の医師，看護師，心理士，倫理・法の専門家などで構成されており，アジア太平洋ホスピス緩和ケアネットワーク（APHN）や日本ホスピス・緩和ケア研究振興財団の支援を受けて進められています（後から，アジアにおける ACP の系統的レビューを行っているインドネシアの研究者も加わりました）。アジアからの ACP に関する論文もこの5か国で約8割を占めており，それぞれの発展の過程をたどってきています。

　前述した EAPC のデルファイ研究を基盤にして，「アジア感」が出される感じになると見込まれています。主に家族の関わりをより強調していること，本人だけではなく家族を含めた周囲の関係性の重要性に触れられる予定です。

この研究については 2022 年くらいには発表されていると思います。「Asia」「ACP」「Delphi」などで検索してみてください。

❹ ACP に関する「台北宣言」

　2019 年 4 月 19 日に，台湾医学会主催，アジアの共同研究ネットワーク共催の会議が台北で開催されました。アジア6か国の研究者間で1年間検討してきた内容に基づき，アジアにおける ACP の位置付けや推奨を示そう，と台湾の医師たちが主導しました。当日は台湾の国会議員も参加する中，各国の ACP の現状報告があり，その後の ACP に関する質疑応答の場で，「台北宣言」が作成されました[10]。

　「台北宣言」では，アジアにおける家族の意向を重視する文化を

表6 アジアでの ACP に関する台北宣言

医療者に求められること（抜粋）
・患者の心の準備に応じて，患者の病状やこれからの治療・ケアについて患者・家族と話し合う。
・患者の意向は変わりうるため，ケアに関する患者の意向を共有してもらうよう患者を支援し，定期的に ACP の話し合いを行う。
・医療者は毎回話し合いの内容を記載する。
・医療チームは，可能な限り患者の意向に沿ったケアを提供する（例：自宅で最期を迎える）。
・医療チームは，特に終末期患者には，ACP のプロセスを通して AD や延命治療の選択（CPR，抗菌薬投与，輸液，透析，輸液栄養など）を考慮するよう働きかける。

〔Lin CP, Cheng SY, Mori M, et al. : 2019 Taipei Declaration on Advance Care Planning: A Cultural Adaptation of End-of-Life Care Discussion. Palliat Med, 22 (10):1175-7, 2019.〕

尊重しつつも本人の意向を中心に据えることが謳われています。また，本人・家族・医療者・教育者・研究者・政策作成者それぞれに求められる役割や推奨される行動を示しているのが特徴的です（ 表6 ）。

ACP における "relational autonomy" と
アジアにおける家族の関与

少々補足的な話になりますが，"relational autonomy" という概念について触れておきます。

アジアの医療者と話していると，よく「アジアでは家族が大事だよね」とか「アジアでは家族中心の意思決定が多いよね」と言われます。前述のようにギリシャやイタリアなど，アジア以外でも家族中心の意思決定支援が見られる国は多くありますので，「家族中心の意思決定」を主体とする文化を世界中の多くの国が有しており，アジアではそれが顕著である，ということでしょう。

アジアには，欧米のように主に個人の自律性（autonomy）が尊重されるというより，家族や周囲との関係性（医療者も含む）の中で決まっていく（collective paradigm）というコンセプトがあります。最近，その関係性の中での自律性に関連して，**"relational autonomy"** という言葉を聞くようになってきました。

では "relational autonomy" とはどのような考え方なのでしょうか。時代をさかのぼると，パターナリスティックで本人の意思を尊重しない決定が数多く行われた過去がありました。人体実験や不妊手術などはその例です。「自己決定」の尊重は，このような時代への反省からアンチテーゼとして生まれ，「本人の意思決定に不介入であることがよい」とされました。医療における患者のインフォームド・コンセントはその一例です。

その後，2000年前後にフェミニズムの論者が女性の人権運動の一環として，「本人さえいいと言っていればいいということではない」という文脈で "relational autonomy" という言葉を使い始めました。学術的には，「過度に自己決定への不介入を強調する傾向を疑問視する文脈の中で使われた」のが relational autonomy のはじまりです。

個人の意思決定には社会通念が影響しており，社会通念の中には

● relational autonomy
「関係依存的自律」と訳されることがありますが，文系の学問領域でも定義が定まっていない概念です。

フェミニズムなどある視点からは「社会的不正義」とみなされるものがあります。relational autonomy では、社会的不正義を放置した自己決定は本当によいことなのか、と問われます。例えば、ある女性が代理母出産を希望した時、その決定が「女性は子どもをもち育てるのが当たり前である」という社会通念に捉われての決定なら、その通念を放置してただ女性の「自己決定」を受け入れることは本当によいことなのか、という論が立てられました。つまり、個人の決定は社会的な文脈の中に埋め込まれている、自己決定がなされていたとしても個人が埋め込まれている社会通念そのものが正しくない場合には、自己決定だからといって無条件に尊重するのではなく、より積極的に本人にとってよい結果になるように自己決定に介入すべきである、と主張されました。relational autonomy は、「自己決定」至上主義へのアンチテーゼとして生まれた概念といえます。

以上のように、relational autonomy の出自は医療の外にあり、ACP や医療における意思決定から生じたものではありません。「人は社会的な関係性の中に埋め込まれている」という文脈を含む言葉です。最近、終末期ケアにおける relational autonomy の系統的レビューが発表されましたが、決まった定義や概念枠組みはまだない、と明記されていました[11]。

ACP の文脈では、relational autonomy は否定的な意味合いと肯定的な意味合いをもちます。

▶否定的な意味合いでの relational autonomy

否定的な意味合いでは、例えば、「終末期の患者に悪い知らせを告げるのは酷なので、予後が短いなどの酷な話は、普通は家族だけと話すものだ」という社会通念があるとします。そのため、本人も今後の話し合いに積極的に関わらないことになり、患者の意思決定に不利益になる方向に影響する、という観点があります。患者が「お任せします」と言ってあえて聞かず、家族も医療者だけに話を求め、医療者も家族だけと話して本人の前ではうやむやにする、という現象を relational autonomy の観点から説明することも可能です。このことは臨床的には個々の患者の希望の背景をよく知ろうとする行為につながります。ですから、否定的な影響といっても、relational autonomy の具体的な影響を意識することで、患者本人の自己決定をよりよいものにすることにつながる（"to enhance, encourage, and promote autonomy"），という視点があることに注意が必要です。

▶肯定的な意味合いでの relational autonomy

　肯定的な意味合いでは，「信頼，相互依存，互恵，和」といった本人と周囲の関係性に着目した価値観を強調する論もあります。洋の東西を問わず，患者「1人だけ」で決める，ということは臨床上あまりありません。患者にとって，家族など信頼できる人や医療者を含め，相互に考えを進められる誰かがいることは，より納得感のある「よい意思決定」につながることが一般的です。アジアにおけるACPや意思決定では，"harmony"（和），"filial piety"（孝），"community fealty"（集団の中での協調）などがよく語られます。

　米国などアジア圏以外でも，患者と家族の両者へのアプローチを重視するために，共有意思決定（shared decision making）を含めた "patient-focused family-centered approach" が提案され，それに基づいた終末期ケアの質評価尺度や遺族調査もあります[12,13]。

　以上を簡単に図で表します（ 図5 ）。ただ，繰り返し述べている通り "relational autonomy" の定義は曖昧です。ACPの文脈ではこの言葉を安易に用いるより，「患者本人だけの意思決定よりも，患者と家族の和を尊重することの価値」など，より具体的な表現を用いて議論することが，臨床でも研究を立案する上でもよいように思われます。

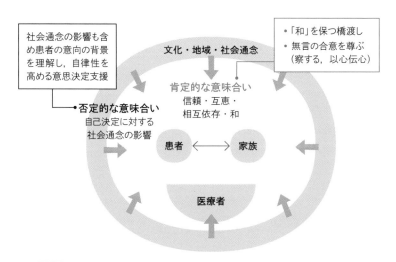

図5 ACPにおける relational autonomy（イメージ図）

文献

1) 厚生労働省：人生の最終段階における医療・ケアの決定プロセスに関するガイドライン 解説編，2018.

2) 日本医師会：終末期医療 アドバンス・ケア・プランニング（ACP）から考える，2018.

3) 日本老年医学会：ACP 推進に関する提言，2019.

4) Sudore RL, Heyland DK, Lum HD, et al. : Outcomes that Define Successful Advance Care Planning: A Delphi Panel Consensus. J Pain Symptom Manage, 55(2):245-55.e8, 2018.
   📖 ACP のアウトカム（評価）についてのデルファイ研究で，合意内容についての苦悩も述べられています。アウトカム尺度までは推奨されていません。

5) Sudore RL, Lum HD, You JJ, et al. : Defining Advance Care Planning for Adults: A Consensus Definition From a Multidisciplinary Delphi Panel. J Pain Symptom Manage, 53(5):821-32.e1, 2017.
   📖 ACP の定義についての Sudore らのデルファイ研究です。意見の不一致があるテーマについても丁寧にまとめられています。

6) Rietjens JAC, Sudore RL, Connolly M, et al.: Definition and recommendations for advance care planning: an international consensus supported by the European Association for Palliative Care. Lancet Oncol, 18(9):e543–51, 2017.
   📖 EACP からの ACP の定義・推奨項目についてのデルファイ研究です。

7) Junger S, Payne SA, Brine J, et al. : Guidance on Conducting and REporting DElphi Studies (CREDES) in palliative care: Recommendations based on a methodological systematic review. Palliat Med, 31(8):684-706, 2017.
   📖 緩和ケアにおけるデルファイ研究のガイダンス（CREDES）です。

8) Caraceni A, Speranza R, Spoldi E, et al. : Palliative Sedation in Terminal Cancer Patients Admitted to Hospice or Home Care Programs: Does the Setting Matter? Results From a National Multicenter Observational Study. J Pain Symptom Manage, 56(1):33-43, 2018.
   📖 鎮静前に患者とインフォームド・コンセントを行っていたのは 3 割にも満たなかったというイタリアの報告です。

9) Morita T, Oyama Y, Cheng SY, et al. : Palliative Care Physicians' Attitudes Toward Patient Autonomy and a Good Death in East Asian Countries. J Pain Symptom Manage, 50(2):190-9 e191, 2015.
   📖 患者の自律性や「よい死」（good death）についての緩和ケア医の考えを日本・韓国・台湾で比較した調査です。

10) Lin CP, Cheng SY, Mori M, et al. : 2019 Taipei Declaration on Advance Care Planning: A Cultural Adaptation of End-of-Life Care Discussion. Palliat Med, 22(10):1175-7, 2019.
    📖 アジアにおける ACP の推奨事項を提示した「台北宣言」です。

11) Gomez-Virseda C, de Maeseneer Y, Gastmans C: Relational autonomy: what does it mean and how is it used in end-of-life care? A systematic review of argument-based ethics literature. BMC Med Ethics, 20(1):76, 2019.
    📖 終末期ケアにおける relational autonomy についての系統的レビューです。relational autonomy はアジアに限らない概念ということがわかります。

12) Teno JM, Casey VA, Welch LC, et al. : Patient-focused, family-centered end-of-life medical care: views of the guidelines and bereaved family members. J Pain Symptom Manage, 22(3):738-51, 2001.
    📖 患者・家族両方にとってよい終末期ケアは何か，どう測定するかという研究です。概念枠組みと TIME という尺度が提示されています。

13) Mori M, Ellison D, Ashikaga T, et al. : In-advance end-of-life discussions and the quality of inpatient end-of-life care: a pilot study in bereaved primary caregivers of advanced cancer patients. Support Care Cancer, 21(2):629-36, 2013.
    📖 Patient focused family-centered approach に基づいた TIME を用いた遺族調査です。

Part
II

次々と登場する
ACP 介入の研究たち

3章

Overview

全体の見通しをつける

Essence

- 1990年前後から約30年間で，国内外でACPの研究が多く発表された。
- ACPの介入研究は，おおまかにいうと，事前指示（AD）系，ビデオやウェブサイトなどのツール系，緩和ケア系，複合介入系，コミュニケーション系に分けられる。
- 全体として，1つの介入から，多方面にわたる介入を組み合わせて効果を見るようになってきた傾向がある。
- 研究により効果は見られたり，見られなかったりであるが，どのような介入がどのような効果を生じるのかの全体像が少しずつわかってきた。

　ACPについての海外の研究は，1990年代から約30年間で大きく進展してきました。1990年以前からSUPPORT研究に至る主な研究の概要は1章で触れた通りです。ACPの研究は，AD寄りの介入と，コミュニケーション寄りの介入を両端としたグラデーションがあるといえます（図1）。**Respecting Choices** モデルはAD寄りの介入モデル，VOICE（Values and Options in Cancer Care），Vitaltalkはコミュニケーションよりの介入モデル，SICP（Serious Illness Care Program）は真ん中へん，という感じです。

　次々と生まれるACP介入をいくつかの系統に分けておおざっぱに理解してみたいと思います。個々の研究の詳細は4章以降で詳しく見ていきますので，ここでは概要を示します。

- **Respecting Choices**
直訳すると「尊厳ある選択」などでしょうか。「Respecting Choices プログラム」として，日本でも広く導入が進められています。なお，"Respecting Choices" は米国で商標登録がされています。

Respecting Choices
リスペクティング・チョイス

　SUPPORT研究後の大きなニュースはRespecting Choices モデルの「成功」でした。Respecting Choices モデルは，SUPPORT研究が行われている1990年代初頭に，米国ウィスコンシン州のラ・クロス郡で産声を上げました。Respecting Choices では，地

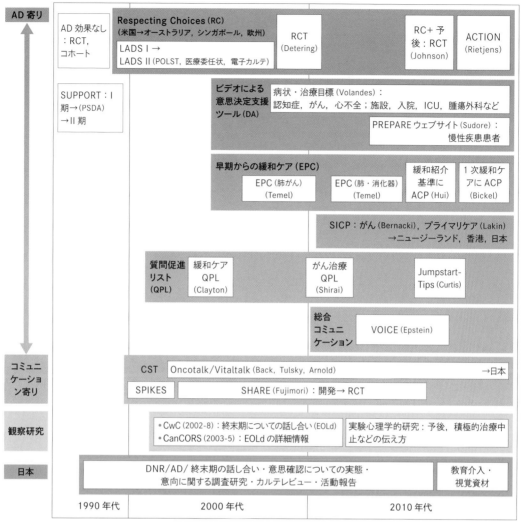

図中のテキスト：

- AD 寄り（左上、矢印）
- コミュニケーション寄り
- 観察研究
- 日本

AD 効果なし：RCT, コホート	Respecting Choices (RC)（米国→オーストラリア，シンガポール，欧州） LADS I → LADS II (POLST, 医療委任状，電子カルテ)	RCT (Detering)	RC＋予後：RCT (Johnson) / ACTION (Rietjens)

- SUPPORT：I 期→(PSDA) →II 期

- ビデオによる意思決定支援ツール (DA)：病状・治療目標 (Volandes)：認知症，がん，心不全；施設，入院，ICU，腫瘍外科など
- PREPARE ウェブサイト (Sudore)：慢性疾患患者

- 早期からの緩和ケア (EPC)
  - EPC (肺がん) (Temel)
  - EPC (肺・消化器) (Temel)
  - 緩和紹介基準に ACP (Hui)
  - 1 次緩和ケアに ACP (Bickel)

- SICP：がん (Bernacki)，プライマリケア (Lakin) →ニュージーランド，香港，日本

- 質問促進リスト (QPL)
  - 緩和ケア QPL (Clayton)
  - がん治療 QPL (Shirai)
  - Jumpstart-Tips (Curtis)

- 総合コミュニケーション
  - VOICE (Epstein)

- CST Oncotalk/Vitaltalk (Back, Tulsky, Arnold) →日本
- SPIKES / SHARE (Fujimori)：開発→ RCT

- CwC (2002-8)：終末期についての話し合い (EOLd)
- CanCORS (2003-5)：EOLd の詳細情報
- 実験心理学的研究：予後，積極的治療中止などの伝え方

- DNR/AD/ 終末期の話し合い・意思確認についての実態・意向に関する調査研究・カルテレビュー・活動報告
- 教育介入・視覚資材

1990 年代　　2000 年代　　2010 年代

RCT：ランダム化比較試験　EPC：早期からの緩和ケア　PSDA：患者の自己決定法

図 1 主な ACP 研究の大きな流れ

域において相談員の養成，ACP に関する様々な書類の作成や書類を共有する体制の整備など，包括的なプログラムを実際に運用しました（今では「実装」と表現するのがはやりです）。SUPPORT 研究ではあまり行われなかった，家族の関与，医師に対する系統的な教育，ACP 書類の適切な保管（書いたものが関係者でちゃんとわかるように）も強化しました。Respecting Choices モデルを実装する前後で AD の作成率などを比較したところ，地域全体で非常に高い AD 作成率が達成されたことがわかりました。また，途中からは **POLST** も取り入れました。

- **POLST**
  生命維持治療に関する医師による指示書
  （⇒ p.52）
  (Physician Orders for Life-Sustaining Treatment)
  最近は Portable Orders for Life-Sustaining Treatment とも呼ばれます。

米国において AD は失敗に終わったけれど，Respecting Choices と POLST は成功したと評されています。

Respecting Choices モデルの成功は世界に大きなインパクトを与えました。オーストラリアは Respecting Choices モデルを導入し，文化に合わせたオーストラリア版に修正しました。その効果をランダム化比較試験として初めて示したのが，Detering らの研究です。彼女らはオーストラリア版の Respecting Choices モデルを入院高齢者に行う群と行わない群に割り付け，前者でより本人の意向に一致したケアが受けられたことを示しました（苦痛緩和を希望していた患者は苦痛緩和を，積極的な治療を希望していた患者は積極的な治療を受けられたという意味です）。この研究は BMJ というイギリスの major 医学誌に発表され，ACP の有効性を打ち立てました。

その後，最近でも Respecting Choices モデルをもとにしたランダム化比較試験が行われましたが，芳しい結果は出ていません。オーストラリアの Johnson らは Respecting Choices モデルのオーストラリア版をもとに希望する患者に余命告知を行う介入の効果をランダム化比較試験で調べましたが，通常ケア群を上回る結果は出ませんでした。

また，欧州で Respecting Choices モデルに則った ACTION 研究というランダム化比較試験が行われました。2019 年の ACP の国際会議（ACP-I）で発表され，この介入はがん患者の QOL を改善させない（群間差がない）ことが示されました。

これら最近の一連の研究は，ACP 自体の効果がないというわけではなく，時代の変化ですでに患者の意向に沿った終末期ケアはおおむね行われるようになっていて，新しい介入の効果が頭打ちだった（天井効果）ともいえます。研究という点では，ACP の効果を評価するエンドポイントは何がいいのだろうかについて考えるきっかけになりました。

ビジュアル系の研究

ACPといっても当事者としては何をどのように考えてよいのか，「あ〜あれ，あれね！」といった生きた知識がないことがほとんどです。心肺蘇生をしますか？ と聞かれても，そもそも，心肺蘇生をしているところ，人工呼吸器を使用するところを直接イメージできる人はそう多くないでしょう。意思決定をする前に，知識を埋め合わせするビデオを助けにしようという一連の研究があります。

Volandesらは，延命治療について積極的な延命治療（life-prolonging treatment），基本的な内科治療（basic medical care：点滴や酸素，一時的な入院はする），症状緩和を主にした治療（comfort care：入院せずに医療行為は緩和ケアに限定する）の3つを示したビデオを作成しました。同じ（ような）ビデオを，認知症，がんから始めて，心不全，ナーシングホームの利用者，入院した高齢者など次々と疾患を替えて，ビデオを見る前後でどのように治療についての意向が変わるかを示しました。

2章で紹介したACPの国際的な定義を作成したSudoreらも，PREPAREというウェブサイトを作り，その効果をランダム化比較試験で検証しました。代理決定者の選び方，代理決定者について家族内でどのように伝えるか，医師とどのように話すか，これから受ける治療をどのように選ぶか，などについて，短いビデオを示しながら考えるようになっています。主に慢性疾患をもつ患者が対象です。

> 介入ではない研究として，仮想症例を示すビデオを用いて，患者の意向を教えてもらう実験心理学的研究も多く行われるようになりました。予後，積極的治療などについて，実験環境下でどのような話し方が好まれるかについて，国内外で探索されています。

早期からの緩和ケア・がんと緩和ケアの統合としてのACP

早期からの緩和ケアはEarly Palliative Care（EPC），がん治療と緩和ケアの統合はIntegration of Oncology and Palliative Care

（IOP）といいます―何でも略語にしたらいいというものでもないですが，がん領域では比較的一般的になってきている呼び方です。

2010年にTemelらが早期からの緩和ケアの効果を示した研究を発表しました。進行がんと診断された患者に，診断直後に緩和ケアチームががん治療と並行して関わる介入です（対照群は，これまで通り，今の日本でもしているように，必要になってから緩和ケアチームが紹介されます）。緩和ケアチームの関わりにはACPも含まれています。早期からの緩和ケアを提供した患者ではより予後認識が正確になった（「自分の病気は治らない」と認識している患者が増えた），終末期に過度な医療を受ける割合が少なくなったことなどが示されました。

その後も早期からの緩和ケアや電子カルテで心肺停止時の治療についての話し合いを促すアラートを出すこと，専門的緩和ケアの推奨を，人を介してではなくて電子的に提供する方法への発展も見られ始めています。

最近では，心不全の緩和ケア，慢性呼吸器疾患の緩和ケア，多発性硬化症の緩和ケア，というように，いろいろな疾患で緩和ケアの必要性が強調されてきています。その一環としてACPも大事といわれてきました。

シリアスイルネス・ケアプログラム：SICP

直訳すると「重篤な病気をもつ患者のケアのプログラム」とかになってもや～っとするので，原語のままSICPと書きます。日本人同士の日常会話では，「シリアスイルネスのほうはどう？」とか話します。

患者とのコミュニケーションはACPであろうとなかろうと医療では非常に重要です。しかし，重篤な病気をもつ（やがて死を迎える確率が高い）患者とどのように話を進めればよいかについては医学教育に含まれてきませんでした。コミュニケーションの方法について国際的にも様々な方法が提唱されてきましたが，その中の1つがシリアスイルネス・ケアプログラム，SICPです。

話し合いの手引き(Serious Illness Conversation Guide: SICG)をもとに，患者の目の前で，「え～っとこれを見ながらお話しさせてくださいね」などと言って，順序だったコミュニケーションの手引きを書いた紙を出して，コミュニケーションを行います。あわせて，短時間の(数時間です)コミュニケーションスキル・トレーニング，患者・家族用の手引き，話し合いの内容やACP関連の書類を保管する方法の統一化(電子カルテに保存場所を決める)など，複合的なプログラムが作成されました。

SCIPは最初にがんが想定されていましたが，その後プライマリケアにおいても研究が進んでいます。研究だけではなく，臨床や教育の場面においても，米国の他，ニュージーランド，香港，日本などにも紹介され始めました。

Question Prompt List
質問促進リスト：QPL

これまた訳すと「質問促進リスト」なのですが，なんとなく語呂が悪いので，プロンプトリストと呼ばれます。この介入の中心は，医療者と話し合うといっても，患者からすると何を話せばよいのか見当がつかないだろうという切り口です。日常生活でも，例えばパソコンを買う時など，「よくあるご質問(FAQ)」が助けになることもありますが，そのコミュニケーション版です。

QPLでは，受診に先立って患者に質問リストを渡し，医師にどのようなことを聞きたいかを考えておいてもらうという介入モデルをつくっています。アウトカムとしては，「患者のした質問数」をとっているので，質問数が増えることは(当たり前かもしれませんが)確認されています― ACPアウトカムまでに及ぶ介入とは位置付けられていないので，ACPアウトカムは測定されていません。

これの簡易版として，QPLではなく，患者に聞きたいことを確認し，それを今日の外来で話したいと思うかを確認するだけの簡便な介入(Jumpstart-Tips)もできてきています。

ツールを使って対話を深めるという意味では，SICPもQPLも似ています。

Values and Options in Cancer Care 研究
コミュニケーションの複合介入：VOICE

VOICE は，コミュニケーションの複合介入です。コミュニケーション研究を長年行ってきた研究者たちにより，医師対象のコミュニケーションスキル・トレーニング（CST）＋患者にも質問促進リスト（QPL）を渡す，というセットで介入が試されています。

結果としては，受診時に患者中心の話し合いがより多く行われることが示されましたが，QOL など長期的な効果は見られませんでした。

日本でも少し形を変えて同様の研究が行われています。

Communication Skills Training
コミュニケーション・スキル・トレーニング：CST

ACP は今後の治療・ケアについての患者・家族等・医療者間の話し合いのプロセスですが，話し合い（コミュニケーション）の仕方に的を絞って医師に対する教育を介入とするものが CST です。米国では **OncoTalk** に端を発した VitalTalk が普及しており，日本でも 2019 年に紹介されました。

日本ではどちらかというとこちらが耳慣れしているでしょうか，がん告知などコミュニケーションの際の 6 つの段階を示した SPIKES は簡便であり，米国で広まりました。その後日本の患者の意向をもとに，SHARE が開発されました。SHARE はランダム化比較試験で，SHARE の研修を受けた医師が面談をしたほうが，受けなかった医師が面談をするよりも，患者の抑うつを軽減することが示されています。

● OncoTalk
Onco＝がんという意味です。
OncoTalk は，がん治療医対象のコミュニケーションスキルトレーニングとして開発されました。その流れで，GeriTalk（老年医療），CardioTalk（循環器），NephroTalk（腎臓内科）など，対象が広がりました。

> 次章からは，上記のうち主な研究を中心に見ていきます。

Respecting Choicesの系譜

Essence

- **研究の始まった理由**：ウィスコンシン州のラ・クロス郡では，1991年から"Respecting Your Choices"と呼ばれる地域全体の系統的な事前指示（AD）を中心とした教育プログラムが運用された。本プログラムを導入した後，ADが広く普及し患者の希望通りの医療が受けられたことが示され，Respecting Your Choices（Respecting Choices）のモデルは世界中に広がった。

- **Detering研究**：オーストラリアの高齢入院患者を対象に，Respecting Choicesモデルに則ったACP介入を行ったところ，患者の意向に沿った終末期ケアが増えた。

- **Johnson研究**：オーストラリアの7施設の進行がん患者を対象に，Respecting Choicesモデルに則ったACP介入を行い希望者に余命を告知したが，患者の意向に沿った終末期ケアは増えなかった。

- **ACTION研究**：欧州6か国22施設の進行がん患者を対象に，Respecting Choicesモデルに則ったACP介入を行ったが，2.5か月後のQOLに差は見られなかった。

Respecting Choices実装の成功

▷Respecting Choicesの誕生

　1章で紹介したSUPPORT研究は，予後が限られた重篤な患者を対象にした研究でした。一方，一般市民を対象にしたACPの知見はありませんでした。米国では1991年当時，ADを記載している人はほとんどいませんでした。米国ウィスコンシン州のラ・クロス（La Crosse）郡も例外ではなく，当時ADをもっている人は人口の15％にとどまっていました。1991年，比較的小さなこの郡で，後に世界中に広まる"Respecting Choices"プログラムが生まれました（**図1**）。

　"Respecting Choices"は，ADの運用を含め地域全体で共通してACPを実装できるようにする教育プログラムです[1]。このプログラムの経緯はRespecting ChoicesのHPに詳しく書かれています（https://respecting choices.org/about-us/history-of-respecting choices/）。

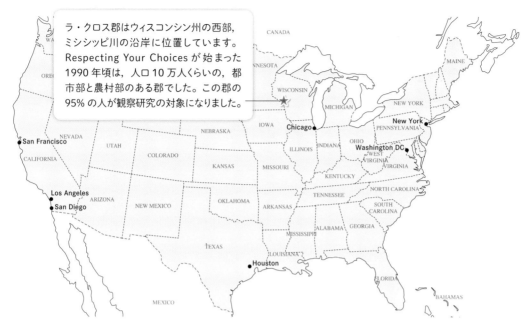

ラ・クロス郡はウィスコンシン州の西部，ミシシッピ川の沿岸に位置しています。Respecting Your Choices が始まった 1990 年頃は，人口 10 万人くらいの，都市部と農村部のある郡でした。この郡の 95% の人が観察研究の対象になりました。

図 1 Respecting Choices が生まれた米国のラ・クロス郡

　Respecting Choices は 1980 年代後半，駆け出しの臨床倫理専門家（clinical ethicist）であった Bernard Hammes らが感じた疑問に端を発しています。Hammes らは，終末期に患者が意思表示できなくなると，家族も医療者も「患者の意向がわからないのに意思決定をせざるをえない」状況に大変な倫理的な葛藤を抱えていることを知りました。Hammes らはある透析病棟で，「知ってさえいれば…」（"If I Only Knew…"）という ACP プログラムを始めました。透析患者と家族との話し合いを促すようにする，看護師への系統的な教育プログラムです。このプログラムが実装されてから，AD が増加しただけでなく，実際に意思決定が必要となった時にはっきりとした患者の意向がわかり，家族・医療者の葛藤がぐっと減ったとのことです。ちょうどその頃，ラ・クロス郡全体で医療を改善させようという動きが起こり，Hammes らの試みを地域全体で行おうということになりました。これが Respecting Choices の原型です。

　ふと思うのは，家族が「患者の意向がわからないのに意思決定をせざるをえない状況に大変な倫理的な葛藤を抱えている」というところなのですが，日本の場合，ごく最近まで（いわゆる家族がまあまあ成り立っているまで）はそんなに葛藤を抱えていなかったようにも思うので，この，「患者の意向がわからないのに意思決定をせざるをえない葛藤」というのが ACP を進める上での必要条件ではないだろうかと思います。

地域全体の系統的な ACP 教育プログラムの実装

- 患者教育資材を開発し，地域全体で資材を利用できるようにした。
- 120名以上の相談員（医師以外）へ統一した教育を提供し，全医療機関で相談員へアクセスができるようにした。
- AD の保管・使用について共通した運用を行い，カルテにも記載するようにした。

【LADS I：1995～1996年】540名の死亡患者（平均年齢80歳）

❶ 85%が AD を完成（95%がカルテ内に保管）
❷ AD の完成は死亡前1.3年前（中央値）
❸ ほぼ全員が死亡が近い時に延命治療の差し控えを希望
❹ 死亡例の98%で実際に延命治療を差し控え

【改善】POLST と代理決定者の選定のガイド，電子カルテ上の ACP ページを導入

【LADS II：2007～2008年】400名の死亡患者（平均年齢80歳）

❶ 90%以上が AD を完成（$p=0.02$ vs.LADS I）（99%がカルテ内に保管；$p<0.001$）
❷ AD 完成は死亡前の3.8年前（中央値；$p<0.001$）
❸ POLST は67%で完成（うち99%がカルテ内に保管）
❹ POLST 作成は死亡前の4.3か月（中央値）

図2 Respecting Choices の実装

〔Hammes BJ, Rooney BL: Death and end-of-life planning in one midwestern community. Arch Intern Med, 158(4):383-90, 1998.／Hammes BJ, Rooney BL, Gundrum JD: A comparative, retrospective, observational study of the prevalence, availability, and specificity of advance care plans in a county that implemented an advance care planning microsystem. J Am Geriatr Soc, 58(7):1249-55, 2010.〕

小さな町で，目の前のことを何か変えたいという人の具体的な動きから始まったということも，ああなるほどと納得できるところです。

▶Respecting Choices の観察研究（1）：LADS I

　Respecting Choices では，ACP に関する資材開発，相談員（医師以外）の教育，相談員へのアクセスの担保，AD の運用の取り決めなど，系統的なシステム改善を地域全体で行いました（図2）。本プログラムを実装した後に，後ろ向き観察研究が行われました。この研究を La Crosse Advance Directive Study（LADS, ラ・クロス郡事前指示研究）と呼んでいます。

　地域で死亡した患者の大半（85%）が AD を完成し（半数以上が亡くなる1年以上前），ほとんどの AD がカルテ内に保管されていた（95%）ことがわかりました。また，ほぼ全例で死亡が近い時に

延命治療の差し控えが希望され，希望通りになったことが報告されました。

　亡くなる前に自身の意向を記載していた患者の割合が非常に高かったことは何より画期的でした。SUPPORT研究ではADを記載していた患者は20％に過ぎず，そのうちカルテ内に保管されていたのは2名のみだったので，LADSの数字がいかに高いかがわかります。後ろ向き研究なので，Respecting Choicesプログラムが導入されたからADの率が上がった，という本当の因果関係はわかりません。また，本プログラムにより，終末期ケアや意思決定が改善したかどうかもわかりません。ただ，本プログラムの実装前はADの所持率が15％だったことを考えると，大きな変化があったであろうことがうかがえます。

▷Respecting Choicesの観察研究（2）：LADS II

　この地域ではその後もACP活動の質の改善が続きました。その一環として，生命維持治療に関する医師による指示書（Physician Orders for Life-Sustaining Treatment：POLST）と代理決定者の選定の仕方のガイド，電子カルテ上にACPのページが導入されました。LADS Iから約10年後のACPの実態が，LADS IIとして発表されました（**図2**）[2]。その報告では，さらに多くの患者がADを完成し，ほぼ全例でADがカルテ内に保管されていることがわかりました。また，ADに対する認識や理解が高まったためか，半数の人は死亡の約4年近くも前にADを作成するようになりました（早すぎる??という意見もあるとは思います）。新たに導入されたPOLSTの作成も，3分の2の人で見られました。

▷Respecting Choicesの広がり

　SUPPORT研究が介入の効果を示せなかったという衝撃的な発表が1995年にあった後，Respecting Choicesの「成功」はACPを推進する上で大きな後押しになりました。SUPPORT研究では，ACPの様々な障壁が明らかになり，それを乗り越えるには大々的なシステムの改善が必要と考えられました。そんなことは難しいと思われていた矢先に，患者の意向を知り，尊重する医療文化が地域に育てば，ACPの改善は可能であることが示されたのです。

　Respecting Choicesは全米，世界中に大きなインパクトを与え

ました。4日間の研修会も立ち上がり，様々な教育資材も作成され
ました。多くの医療者がRespecting Choicesを学びに訪れ，自国
に持ち帰りました。

　50年前，ホスピスケアを学びに世界の医療者がイギリスのSt.
Christopher's Hospiceを訪れたことを彷彿とさせます。ACPとい
う概念が重要視されながらも，具体的にどうすればよいのかが国際
的に求められていたことの証左でしょう。2000年代には，Respecting
Choicesは医療制度や研究に取り入れられ，オーストラリア，カナ
ダ，ドイツ，シンガポールなど世界各地に広まっていきました。

> 日本では木澤義之先生が初期のRespecting
> Choicesの研修会に参加し，興奮をたずさえ
> て帰って来られました。

Detering 研究
Respecting Choices の効果を検証

▷高齢入院患者対象のRCT

　オーストラリアでは，Deteringらが米国から学んだRespecting
Choicesモデルを自国の医療風土に合わせて修正し，ACPプログ
ラムを作成しました。その効果はランダム化比較試験（RCT）で示さ
れました[3]。

　対象は80歳以上の入院患者です（図3）。入院中にRespecting
Choicesモデルに基づいた相談員によるACP介入を行うか，通常
ケアを行うかで，その後の終末期ケアがどのように変わるかを見ま
した。ACP介入は1回約60分で，入院中1〜3回行われました。
具体的には，研修を受けたACP相談員が，主治医と連携して患者
の価値観・目標・考えを共有し，これからの治療に対する意向を確
認し，代理決定者の指定を促し，延命治療や心肺蘇生の意向を文書
化するよう励行しました（平たく言うと，「終末期の話し合いとい
えば一般的に考えるような内容」を医師と連携しつつ相談員が行っ
た，ということになります）。家族に関しては，相談員は家族には
会っていませんが，患者には家族と話すように勧めました。

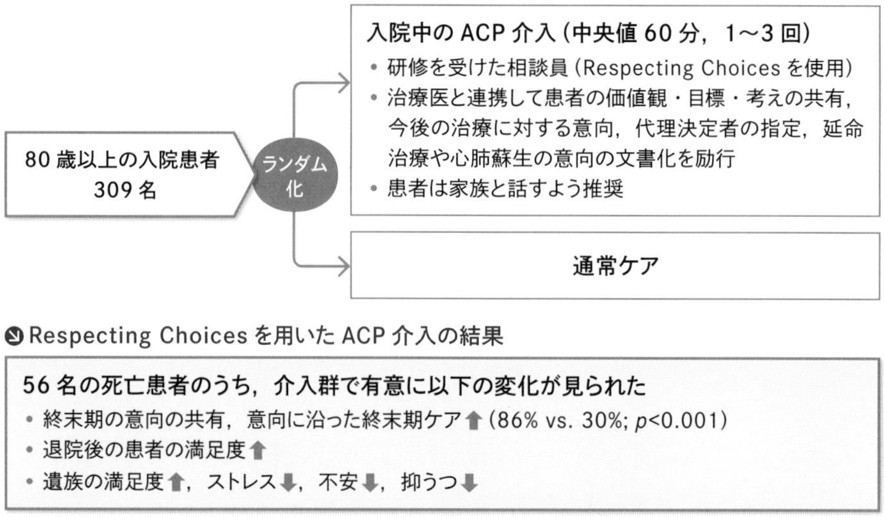

入院中の ACP 介入 (中央値 60 分, 1〜3 回)
- 研修を受けた相談員 (Respecting Choices を使用)
- 治療医と連携して患者の価値観・目標・考えの共有, 今後の治療に対する意向, 代理決定者の指定, 延命治療や心肺蘇生の意向の文書化を励行
- 患者は家族と話すよう推奨

80 歳以上の入院患者 309 名　ランダム化

通常ケア

❷ Respecting Choices を用いた ACP 介入の結果

56 名の死亡患者のうち, 介入群で有意に以下の変化が見られた
- 終末期の意向の共有, 意向に沿った終末期ケア⬆(86% vs. 30%; $p<0.001$)
- 退院後の患者の満足度⬆
- 遺族の満足度⬆, ストレス⬇, 不安⬇, 抑うつ⬇

図 3 Detering 研究：高齢入院患者対象のランダム化比較試験

〔Detering KM, Hancock AD, Reade MC, et al. : The impact of advance care planning on end of life care in elderly patients: randomised controlled trial. BMJ, 340:c1345, 2010. 〕

　介入に効果があるかを調べる最も重要な「主要評価項目」は，「意向に沿った終末期ケアの達成」でした。介入の割り付けを知らない 2 名の研究者がカルテ記載を振り返り，意向に沿った終末期ケアが提供されたかどうかを独自に判断しました。苦痛緩和を中心にと希望していた人は苦痛緩和を受けられたか，積極的な治療を希望していた患者は積極的な治療を受けられたかを総合的に評価します。

　結果です。介入開始後 6 か月後にフォローが行われました。56 名の死亡患者で，ACP 介入群では通常ケア群に比べて，患者の終末期の意向がより共有され，意向に沿った終末期ケアが提供されたことがわかりました（86% vs. 30%，$p<0.001$）。両者の差は 50% を越えています（**NNT** が 2 以下）。また，ACP 介入群で，より退院後の患者の満足度が上がり，遺族の満足度が上がるとともに，遺族のストレス，不安，抑うつが有意に低下していました。

- NNT
Number Needed to Treat, 1 人で効果が得られるためには何人に介入すればよいかという数字で，値が小さいほど効果が大きいことを示します。NNT が 2 以下というのは，臨床的にも非常に大きな差といえます。

▷Detering 研究の特徴

　本研究にはいくつかの特徴があります。まず，ACP という（薬物投与や処置とは異なる）「ソフト」な介入をランダム化比較試験の方法論で検証したこと，ACP の必要性が差し迫っている（＝死が事実上迫っている）患者たちを対象にしたこと，「意向に沿った終末期ケアの達成」を主要評価項目にしたこと，その他患者・家族

双方のアウトカムを副次的評価項目にしたことなどが特徴的です。SUPPORT研究が医療アウトカムをメインにしていたのとは対照的に,「当事者がどうだったか」という視点での研究といえます。

　Hammesらの観察研究,そしてDeteringらのランダム化比較試験を経て,Respecting Choicesモデルは地域レベルでも入院患者においても,実施可能性が高く有効な方法としての立ち位置を確立しました。

Johnson研究
Respecting Choicesモデルに余命告知を加えても効果なし

　Respecting Choicesに関する朗報が続きましたが,ACPの研究をよく見てみると不明確な部分が多々あることに気づきます。ACPの対象は「地域住民」や「入院高齢者」という大きなくくり以外にも,がん,心不全,認知症など疾患ごとに特徴がありそうです。特定の疾患の患者に絞れば効果はどうなのでしょうか。特にがんに罹患する人は比較的若年のことも多くあり,LADSやDetering研究の対象(80歳以上が大半の集団)の結果が必ずしも適用できるとは限りません。また,ACP介入といっても,昨今の医療ではACPの相談員以外にも緩和ケアチームなどACPを支援する医療者の影響が普通に入っていることもありえます。ACP介入としては,通常以上の介入を追加する必要があります。そして,対照群として「通常ケア」とは何を指すのでしょうか。さらに,何をもって効果があるとみなせるのか,特に「意向に一致したケア」はどのように測るのが最もよいのでしょうか。ACPの研究には,このように多くの未解決の点があります。

▶進行がん患者対象のランダム化比較試験

　オーストラリアのJohnsonらはがんにおけるACPに着目しました。抗がん治療が進歩するにつれ,がん患者の終末期におけるケアの質について,様々な懸念が出てきています。亡くなるぎりぎりまで抗がん治療や過度な積極的治療が行われる傾向があり,それはQOLの低下と関連しているとの見解も増えてきました。適切ながん医療の目標として,過度な治療を減らすこと(という範囲がこれ

表1 進行がん患者を対象にした ACP に関する主なランダム化比較試験（RCT）

研究名	デザイン	症例数	対象	介入	主要評価項目	共通する患者アウトカム	研究の特徴
ACTION研究	クラスターRCT（欧州6か国）	1,360名	平均余命12か月と予想される進行肺がん・結腸直腸がん患者	Respecting Choicesモデル	QOLと症状	・目標に一致したケア ・QOL ・Quality of death ・終末期ケアの質，介入の満足度	患者・家族・医療者がACPに関わった体験についての質的研究
Bernacki研究	クラスターRCT（米国）	426名	余命12か月未満と予想される治癒不能進行がん患者	多面的で構造化されたコミュニケーション介入	目標に一致したケア，終末期における穏やかさ	・終末期ケアに関する記載の時期・場所・頻度 ・死亡場所	医療者アウトカム（態度，自信，許容度，予後評価）
Johnson研究	RCT（オーストラリア）	208名	余命3〜12か月と予想される進行がん患者	Respecting Choices修正版＋予後情報	家族・友人が以下を報告：①患者と終末期の希望について話し合ったか，②患者の終末期の希望が満たされたと思うか	・医療資源の活用・医療費の解析 ・悲嘆のアウトカム	余命について幅をもって予測し，伝える

また難しそうですが），ケアに関する患者の意向を尊重すること，患者・家族の心理社会的ニーズを満たすことが重要視されてきています。しかし，なおがん患者は終末期についての話し合いを行う頻度が少ないことが知られています。また，オーストラリアでは余命の伝え方に関する研究が多数行われてきており，患者の望む余命告知の在り方について知見が蓄積されてきました。そこで，Deteringらと共に，進行がん患者を対象にして，Respecting Choices モデルに沿った ACP に加え，希望する患者には余命を伝えるという介入を行い，その効果をランダム化比較試験で調べることにしました[4]。2020 年現在，進行がん患者を対象に ACP の効果を検証した主なランダム化比較試験は 3 件ありますが，そのうち最初に発表された研究です（表1）。

　介入群では，治療チームに**外付けの医療者**が相談員として ACP 介入の中心を担いました（図4）。相談員は，Respecting Choices と終末期のコミュニケーションについての教育を受けました（表2）。相談員は，事前に患者のカルテを読み，患者・家族と構造化された面接を行いました。次に，主治医と会って，ケアの目標，適切な治療選択肢，患者の余命について話し合いました。事前指示の記録が

● **外付けの医療者**
通常診療に上乗せする形で ACP 介入を行うトレーニングを受けた医療者のこと。本研究では 2 名のがん専門看護師，2 名の看護師，3 名の医師・看護師以外の医療者の計 7 名からなります。

【ACP 介入】
- 相談員の教育（Respecting Choices などに基づく）
- 余命告知の希望確認
- 患者・家族・相談員で面接
- 相談員は事前に主治医とケアの目標・治療選択肢，患者の予後を確認
- 主治医は事前指示の記録を確認
- 目標や希望が変われば，再度面談

2つの都市，7つのがんセンターの入院・外来部門において，主治医が余命3〜12か月と予測した進行がん患者208名とその家族

ランダム化

通常ケア

🔖 Respecting Choices ＋余命告知による ACP 介入の結果（vs. 通常ケア）

- 【主要評価項目】患者の希望が話し合われ，それに沿ったケアを提供：43% vs. 33%（$p=0.27$）
- 終末期の希望の記載：AD⬆(74% vs.6%；$p<0.0001$)，代理決定者の記載⬆(72% vs.27%；$p<0.0001$)，終末期の療養場所の意向の記載⬆(75% vs. 43%；$p<0.0001$)
- 意向の記載と終末期ケアの一致：ACP 群で死亡場所，CPR，ICU，挿管に関する意向と実際のケアの一致⬆
- 患者と家族・医療者とのコミュニケーション⬆（ 表3 参照）
- 患者と終末期ケア：群間差なし
- ケアの質（患者・家族の満足度）：群間差なし
- 死亡後の悲嘆のアウトカム：心理的健康感は通常ケア群で有意に改善〔心理的健康感（SF-12）の変化：2.9 vs.9.9；$p=0.006$〕

（下線は有意な結果）

図4 Johnson 研究：進行がん患者対象のランダム化比較試験

〔Johnson SB, Butow PN, Bell ML, et al. : A randomised controlled trial of an advance care planning intervention for patients with incurable cancer. Br J Cancer, 119(10):1182-90, 2018. 〕

表2 Johnson 研究における介入内容

1. 話してよい内容について確認する
2. 患者・家族がこれからのケアについて話をする心の準備があるかを評価する
3. 患者の代理決定者を決める
4. 患者の病状理解，情報のニーズを探索し，必要に応じて情報を提供する
5. 余命について話し合ってよい患者に確認する。もし知りたいという希望があれば，best, worst, most likely scenarios を伝える
6. これからのことに対する患者の価値観，目標，優先順位，恐れ，懸念を探索する
   [例] これからのことについて考えた時：
   こうなったらいいなと思うことはありますか? 何かご心配なことはありますか?
   あなたにとって最も大切なことは何ですか? 生きている価値があると思えることは何ですか?

   [例] 万が一，これから体調が悪くなったとすれば：
   どのようなことがあなたにとって最も大切になりそうでしょうか? どのようなケアを受けたいでしょうか?
   その他にあなたの望まれていることがあれば教えていただけますか?
7. 患者が許容できないと感じている状況や健康状態があるかどうか探索する
   [例] 起こってほしくないと思われることはありますか?
   かろうじて生活の質が保たれるかなと思えるような，最も悪い状態とはどのようなものでしょうか？
   延命ではなく穏やかさを治療の目標にしたいと思われるような状況はありますか?
8. これからのケアについて患者がどのような希望を最も重要と思っているかについて，自分が理解したことをまとめる
9. 患者の状況に関連して，他にどのような具体的な治療選択があるか考える
   [例] 次のような医療行為を考える：ICU 入室，人工呼吸／非侵襲的呼吸器，輸液，抗菌薬，化学療法 (治療目標を話し合う)
10. 万が一体調が悪くなり患者自身では話ができなくなった時，患者の価値観や希望に沿ってこれからの治療やケアに関する推奨をしてよいか，確認することを考える
11. 患者が自身の希望を記載できるよう支援する

〔Johnson SB, Butow PN, Bell ML, et al. : A randomised controlled trial of an advance care planning intervention for patients with incurable cancer. Br J Cancer, 119(10):1182-90, 2018. 〕

ある場合は，主治医に確認し署名するよう依頼しました。患者に余命を知りたいという希望がある場合は，主治医の余命予測に基づき，典型的な幅，最もよい場合・最も悪い場合を伝えました。介入開始後も，もし患者の目標や希望が変われば，再度面談を設定するようにしました。主要評価項目として，患者との死別後，遺族が振り返って，患者が終末期ケアについての希望を伝えたか（＋受けた医療は希望に一致していたか），患者の希望がかなったと遺族は満足しているか，を尋ねました。また，その他にも様々な副次的評価項目をとりました。

▷研究結果

計208名の患者とその家族が参加しました。余命を知りたいと希望した患者は4分の1以下でした。主要評価項目である，患者

表3 Respecting Choices ＋余命告知による ACP 介入の結果（vs. 通常ケア）

	N（人）	ACP群（%）	通常ケア群（%）	両群の差（95% CI）	p 値
▶遺族から見たアウトカム（死別後の面談）					
希望が話し合われ，それに沿ったケアが受けられたか	116	23（43）	21（33）	10%（− 2, 8）	0.27
終末期の希望が話し合われたか	116	28（53）	22（35）	18%（0, 36）	0.05
終末期の希望がかなえられたか	116	41（79）	49（78）	1%（− 14, 16）	0.89
家族はケアに満足しているか	115	46（87）	53（85）	− 1%（− 14, 11）	0.84
家族は看取りに満足しているか	115	13（25）	10（16）	8%（− 6, 23）	0.26
患者は終末期ケアについて治療医と話し合ったか	113	38（75）	50（81）	− 6%（− 22, 9）	0.43
患者と治療医との話し合いに家族は同席したか	67	20（56）	19（61）	− 6%（− 29, 18）	0.64
家族は話し合いを役立ったと感じたか	60	20（65）	20（69）	4%（− 29, 19）	0.71
家族が感じる話し合いの質	68	16（52）	23（62）	− 11%（− 34, 13）	0.38
患者との話し合いは意思決定に役立ったか	85	20（49）	20（45）	3%（− 18, 25）	0.76
▶患者の報告するアウトカム（介入後）：患者は終末期ケアの希望について誰と話し合ったか					
治療医	144	20（30）	12（16）	14%（6, 28）	0.04
指定した家族または友人	144	49（73）	37（48）	25%（10, 40）	0.002
他の医療者	144	34（52）	16（21）	31%（10, 46）	0.0001

〔Johnson SB, Butow PN, Bell ML, et al. : A randomised controlled trial of an advance care planning intervention for patients with incurable cancer. Br J Cancer, 119 (10) :1182-90, 2018.〕

> この表は，コミュニケーションについてのアウトカムをまとめています。主要評価項目（患者の希望が伝わり，希望に一致したケアが受けられた）割合には，差がありませんでした。一方，介入群で，患者と医療者，家族・友人との終末期の希望についての話し合いは増えました。

の希望が話し合われ，それに沿ったケアが提供されたと答えたの
は，ACP群と通常ケア群で有意な差はありませんでした（43% vs.
33%, *p*=0.27）（表3）。終末期の希望の記載（ADや代理決定者，終
末期の療養場所の意向の記載など）や，患者・医療者とのコミュニ
ケーションは，ACP群のほうでより増えましたが，終末期ケアの
内容や質，遺族の悲嘆のアウトカム（遺族のストレス，つらさな
ど）については群間で差が見られませんでした。さらに驚いたこと
には，遺族の心理的健康感が通常ケア群でより改善したこともわか
りました（ACP介入が家族に有害事象をきたしている可能性もあ
ると研究者たちは指摘しています）（図4 ➡ p.57）。

　以上をまとめると，正式なACP介入により，ADが増え，介入
直後の患者・家族・主治医間の話し合いは増えるものの，患者の目
標と受けたケアとの一貫性や，治療・ケア内容，満足度，健康感
（well-being）は改善しないことがわかりました。研究としては最も
重要な効果を示せなかった"negative study"です。個人的には，
ACP自体の複合介入でnegative studyを理由とともに報告した点
が有意義であると思います。無批判に特定のACPを推奨するのは
考えものだということも教えてくれます。negative studyは，そ
の解釈が重要です。

❶ ACPの効果は，
すでに行われているACPの状態によって異なる

　例えば，米国と異なりオーストラリアでは基本的に過度な終末期
ケアに慎重で，この研究が行われた当時，DNARなど治療の拒否
の記載，緩和ケアへの紹介はほぼルーチンに行われていました。本
研究の対象患者はそもそもほぼ全例で緩和ケアを受けていました。
ですので，ACPの効果が乏しいというより，オーストラリアでは
Respecting ChoicesによるACPを受けるかどうかにかかわらず，
全般的に適切な終末期ケアが行われていたともいえます。アウトカ
ムの絶対数値を見ると，希望に一致する医療を受けたのが43% vs.
33%などとなっています（数字自体は高くないのですが，遺族が思
い出して付ける数字としては，このあたりが頭打ちなのかもしれま
せん）。つまり，すでに終末期の希望についての話し合いがよくさ
れているセッティングでは，ACP介入を行ってもそれ以上の格段
によいことはない可能性もあります。

各施設でのもともとのばらつきもありますので，施設間で介入を揃えることが大変だった，と本研究の共同研究者から聞きました。

❷ 進行がん患者では「意思表示できなくなった時の」ACP，予後を知ることは意味が乏しそうだ

　入院高齢者と異なり，がん患者では終末期まで意識が清明で意思決定能力が保たれることがほとんどです。また，終末期がんの診断そのものが，通常は心肺蘇生など積極的な生命維持治療の禁忌（とは言いすぎかもしれませんが，医学的にはしない状態）なので，希望が明確でなくても医学的に蘇生を受けて人工呼吸器の装着，ICU入室にはなりにくいという状況があります。したがって，希望する治療はそのつど相談すればいいのであって，「意思表示できなくなった時の」ことを今考えておかなくてもいい，ということなのかもしれません。この辺のことは日本の事情を見てもわかると思いますが，事実上選択肢のないことで，わざわざACPを行う必要があるのか，というところかと思います。

　余命告知については難しいところで，Johnson研究で余命情報を求めたのは4分の1以下（18名，23%）に過ぎませんでした。日本の意向調査でもおおむね30%程度にとどまります。そもそもそんなことは知りたくない，日進月歩の治療に対する期待がある，といった上に，相談員のためらい，患者のためらい，話し合いの時期が合わなかったなどが考えられます。

「余命」を切り口にするのは，多くの患者にとってあまりいい方法ではないようです。

❸ 外付けの医療者（相談員など）によるACP介入には限界がありそうだ

　誰がACPの主体を担うのか，というのは大切なポイントです。Respecting Choicesモデルでは医師ではない訓練を受けた相談員

を主たる介入者としています。質の高い終末期のACPには医師・患者関係が中心的な役割を占めており，医療チームの「外付け」のACP相談員は理想的ではないのかもしれません。例えば，診療関係にない相談員との初回の話し合いで急に「余命を聞きたい意向があるか」について聞かれても，すぐに「知りたい!!」とはならないと思います。

　コミュニケーションは信頼関係の中で行われるものです。余命が知りたいと思っても，主治医ではない相談員から，これまでの主治医とのやり取りと外れた立場で聞かされるのはちょっと…という思いもあったかもしれません。医師でなくてもいいのですが，誰かしら，「患者が信頼している人」というのがキーワードになるように思います。概念上，ACPのきっかけをつくる前に，患者と信頼関係があることがACPの話し合いのプロセスを進める前提条件とされており，本研究もそれを支持する結果となりました。

　日本でも主治医と患者との信頼関係は強いのが一般的です。既存のリソースを最適化するという面からは，主治医・患者・家族を中心に，医療チーム内で患者が最も信頼している医療者(場合によっては主治医，場合によっては看護師)が，時期を見計らいつつ(空気を読みつつ)，継続的にACPのプロセスを支援していくモデルが現実的かと思われます。

ACTION 研究
包括的な ACP 介入を行っても QOL は向上せず

　ACTION研究のHPを見ると，「ACTION：アドバンス・ケア・プラニング。がん領域でQOLを向上させるための斬新な緩和ケア介入(An Innovative Palliative Care Intervention to Improve Quality of Life in Oncology)」と副題が付いていて，がん患者のQOLを高めることを目的としたACP介入とわかります。進行がん患者を対象にRespecting ChoicesモデルによるACPの効果を検証する欧州全体で行われたランダム化比較試験です。EUから助成を受け，欧州6か国(ベルギー，デンマーク，イタリア，オランダ，スロベニア，イギリス)，22の施設で行われました。EAPCのACPの定義と推奨のデルファイ研究を主導し，ACPの国際学会であるACP-Iを2019年に主催した**女性研究者たち**が率いています。

●**女性研究者たち**
Rietjens, Korfage, van der Heide など，ACP の研究では，洋の東西を問わず女性研究者の活躍が目を引きます。ACP では患者・家族の意向を汲みながら，きめ細かなコミュニケーションをとっていくことが大切で，特に女性に親和性の高い領域なのかもしれません。

▷ACTION 研究の概要

　本研究を行う動機は複数ありました。1つ目はACPの研究は大部分が米国で行われており，欧州ではあまりなされていなかったこと。2つ目はACPにより進行がん患者のQOLが改善することを実際に示したかったことです。これまで行われてきた多くの研究は高齢者が対象でしたが，がん患者は比較的若くして罹患することも多く，また亡くなる直前まで意識がはっきりしていることも少なくありません。したがって「意思決定能力がなくなった時に備えたACP」により得られるメリットは，終末期だけを見ると限られる可能性があります。むしろ，もっと早期からACPを行うことで，意思決定能力を有しながら療養をしていく時期にもQOLを向上させられたら素晴らしい，と研究者らは考えました。ACPを行うことで，患者は自身の大切にしている価値観や意向に早くから気づき，周囲の家族や医療者に繰り返し伝えることができるだろう，そしてそのことにより有効に今後のケアの計画や意思決定が行えるだろう，その結果QOLが改善し，より良好な症状緩和につながるとともに，本人はよりコントロール感を得られ望まない治療を受けなくて済む（望む治療を受けることになる）だろう，と考えました。

　ACTION研究の対象は予測される平均余命が1年ほどの進行肺がん・結腸直腸がんの患者です。介入はRespecting Choicesプログラムに沿ったACPです。研修を受けた相談員（大部分が看護師）が患者・家族と面談し，患者の価値観や目標，考えを伺い，医療についての意向を話し合います。また，それぞれのQOLを向上させうる，あるいは低下させうる事柄についても確認しました。患者は代理決定者を選ぶようにし，代理決定者にはできる限りRespecting Choicesのセッションに参加してもらい，これからの治療・ケアに関する意向を事前指示書に書くようにしました。また，患者には，この過程で考えた意向や感じた疑問を主治医と話し合うよう促しました。これら一連の話し合いは，インタビューガイドに沿って行われました。1回の面談は45〜60分ほど，1名の患者につき1〜2回のみ，という短い介入です。

　ACTION研究は前述のJohnson研究と同じく，多施設研究です。ACTION研究はそれに加えて国をまたぐため，どうやって介入を標準化するか（どこでも同じように実施できるようにするか）は大きな課題です。ACTION研究では，指導者を育てる，いわゆる**"train-the-trainer" 方式**がとられました。

● "train-the-trainer" 方式
まず指導者を養成し，その指導者が各地で指導に当たる方式。日本の緩和ケア研修会（PEACE）などもこの形式をとっています。

　各国から代表者が1名選ばれ，Respecting Choices発祥の地である米国ウィスコンシン州のラ・クロス郡で研修を受けました。その後研修を受けた医療者が，各施設の相談員に研修を行いました。相談員は計45名になりました。面談の質を保証するため，面談内容は録音され，チェックリストを用いて評価されました。

　主要評価項目は2か月半後の「生活の質（QOL）」と「症状」です。ACPによりQOLと症状が変わる!!というのは，介入による効果の機序としては若干離れているようにも見えます。ACPは患者の価値観や目標，意向を明らかにし，それに沿った医療を提供することが主な目的で，それがQOLの向上につながるかどうかはまた別の問題だからです。それでも臨床的に重要なQOLと症状を主なアウトカムにもってきたところに，研究者らの意気込みを感じます。

　QOLは包括的な尺度である**EORTC QLQ-C30**のうち感情に特化した下位尺度が用いられました。また，症状はEORTC QLQ-C15-PALが用いられました。

▶研究の特徴

　その他欧州らしい試みが3つあります。1つ目は質的研究です。ACP介入を受けた患者・家族（代理決定者），医療者，相談員にインタビューやフォーカスグループを通した聞き取りを行い，介入についてどう感じたか，話し合いを行ったかなど体験についての感想を聞きました。2つ目は費用対効果です。患者ごとに研究参加後1年間にわたり経済的な評価が行われます。3つ目は普及です。研究結果を政策に生かす国際的な専門家からなる諮問委員会をつくり，研究の全期間にわたり大所からの助言を求めました（**図5**）。委員会には，Respecting Choicesの生みの親である米国のHammes，イタリアの緩和ケア医のCaraceniの他，オンコロジー，家庭医療，緩和ケア，看護，コミュニケーション学，疫学，サバイバーシップなど多岐にわたる分野の専門家や患者団体の方が名を連ねています。実装・普及に向けたいわゆる出口戦略が強く意識されていることがわかります。ACTION研究の実装に関わるステークホルダーに情報提供するべく，研究のウェブサイトも立ち上げられました（www.action-acp.eu）。

　このように，ACTION研究では研究の出口戦略も見越した国際的な視点とチームワークが特徴的です。準備段階から研究終了，普及の各段階を1つの国が担うのではなく，責任を分散させて国際

● EORTC QLQ-C30
European Organization for Research and Treatment of Cancer（欧州がん研究・治療機構）による，がん患者のQOLを評価するための30項目からなる調査票（quality of life questionnaire module）。C15-PALは緩和ケアを受ける患者向けの短縮版。

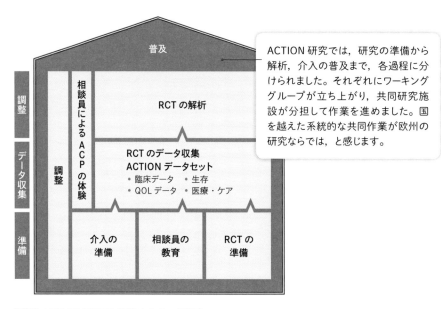

図5 ACTION 研究の構造（イメージ図）

的に進めていく。このような国際的なプロジェクトマネジメントは新鮮で，欧州の風通しのよさと各国の研究レベルの高さを感じます。

▶研究結果

　主要な結果が，2020 年に発表されました[5]。残念なことに，主要評価項目である QOL には有意な群間差は見られませんでした。この発表は学会で大きな議論を呼びました。ACTION 研究は"negative study"としてではなく，なぜ差が出なかったかについてより洞察を深めるきっかけとして捉えられているようです。

　一口に「QOL が向上しなかった」と言っても，QOL の測り方はよかったのか，そもそも QOL 向上が Respecting Choices モデルに沿った ACP の主目的なのか，QOL 以外のアウトカムで他に改善したものはあったのか，など興味は尽きません。

ここまで頑張ってもよい結果が出なかったのはちょっと驚き。「相談員」と1回〜数回話すだけじゃなく，臨床的にもっとぐっとくる方法が必要なんじゃないかなと思う今日この頃です。

実装を可能にする道筋が見えてきた

　これら一連の Respecting Choices モデルに沿った介入の研究は，日本で ACP を進めるにあたってどのような意味をもつのでしょうか。

❶ 文化に即したプログラムを作る

　一番大きな点は，文化に合った ACP プログラムを作れば，実装は可能であることが示されたことです。逆にいえば，ACP プログラムを実装するには，文化に合わせたものでなければなりません。Respecting Choices では，実装する環境や対象によって同じ効果が示されるとは限りませんでした。ラ・クロス郡やオーストラリアの高齢入院患者には効果があっても，オーストラリアや欧州のがん患者対象の介入では，効果が示されませんでした。

　「ACP」の中のどのような介入が求められているか，それによりどのような効果を上げることがそれぞれの場所で求められているか。ニーズによって，介入の対象も内容も異なります。日本では文化的に，患者とはっきりと終末期について話し合うことはむしろ稀でした。

　日本で ACP の活動や研究を始める際は，英語圏で行われたことの直輸入ではうまくいきそうにありません。文化に留意した「違和感のない」やり方を見つけていくのが重要で，そうでなければ効果が出ないばかりか逆効果にもなりかねません。

❷ 何が満たされていないかを探り，改善策を考える

　2つ目は，実臨床に，何らかの「ACP プログラム」を外付けで追加したからといって，それがにわかに効果を示すとは限らない点です。すでにその環境では，当然のように行う最善の医療（best practice）として ACP がもともと行われている場合もあります。目に見える ACP に加えて，以心伝心で行われている ACP があれば，介入の効果が大きいともいえません。もともとケアの質が高い環境では上乗せの効果が乏しい可能性があります。何か「現場を変えたい！」と思ったら，「満たされていない何か」があるはずです。Respecting Choices のはじまりが，「本人が意思表示できない中で意思決定しないといけない家族や医療者の葛藤」であったように，今，目の前にある実臨床において，何が満たされていないのかをま

ず明らかにして，それを改善できる方策を考える，という最初の取り組みが重要だと思います。

「なんか ACP 必要そう」から始まるのではなく，具体的に，「〇〇という希望がかなえられなかった人が70％いる‼」──せめて40％にしたい，のように今のベースラインの状況を把握することが重要といえます。

❸ 患者が信頼している人を介入者に

　3つ目に，誰が ACP を担うのかという課題があるでしょう。初期の研究では，訓練された相談員が介入の担い手になりましたが，患者との信頼関係が必要という観点からは，相談員の養成だけではなく，日々治療・ケアに当たる臨床の第一線の医療者を介入者とする方策が望ましいのかもしれません。こちらの代表例としては，最近日本にも導入され始めた「重篤な病気をもつ患者のケアのプログラム」（Serious Illness Care Program：SICP，➡ p.78）があります。いっそのこと，医師が，看護師が，相談員が，という視点ではなく，「患者が最も信頼している人」を介入者に置くという柔軟な方策が最も臨床にもフィットするかもしれませんね。訓練された相談員よりも，何の訓練も受けてないけど患者がとても信頼している叩き上げの医師やすごく勢いのある看護師さんのほうが，患者の思いを引き出すよい介入者になるかもしれません。

文献

1）Hammes BJ, Rooney BL: Death and end-of-life planning in one midwestern community. Arch Intern Med, 158 (4) :383-90, 1998.
　📖 ラ・クロス郡における Respecting Choices の最初の観察研究（LADS Ⅰ）です。

2）Hammes BJ, Rooney BL, Gundrum JD: A comparative, retrospective, observational study of the prevalence, availability, and specificity of advance care plans in a county that implemented an advance care planning microsystem. J Am Geriatr Soc, 58 (7) :1249-55, 2010.
　📖 LADS Ⅰの後，改善を加えた結果が報告されました（LADS Ⅱ）。

3）Detering KM, Hancock AD, Reade MC, et al. : The impact of advance care planning on end of life care in elderly patients: randomised controlled trial. BMJ, 340:c1345, 2010.
　📖 Respecting Choices のオーストラリア版を開発し，入院高齢者における効果をランダム化比較試験で示した研究です。

4）Johnson SB, Butow PN, Bell ML, et al. : A randomised controlled trial of an advance care planning intervention for patients with incurable cancer. Br J Cancer, 119 (10) :1182-90, 2018.
　📖 進行がん患者に対して，ACP に予後告知を適宜加えた介入を行っても，通常ケアを越える効果が認められなかったとするランダム化比較試験です。

5）Korfage IJ, Carreras G, Arnfeldt Christensen CM, et al.: Advance care planning in patients with advanced cancer: A 6-country, cluster-randomised clinical trial. PLoS Med, 17(11): e1003422, 2020.

5章

コミュニケーション系研究の応用

Essence

- **質問促進リスト（Question Prompt List: QPL）**：診察時に聞いておきたいと多くの患者が感じる質問を載せた"FAQ"のような冊子。QPL を活用することで，診察中に患者は不安が増すことなく，より多くの質問をし，予後や終末期についても話し合えることがわかった。

- **Jumpstart-Tips**：ケアの目標についての話し合いに関して，患者の心の準備やニーズを事前に教えてもらい，医師がそれを確認した上で診察するためのツール。このツールを用いることで，ケアの目標についての話し合いが 2 倍以上に増え，話し合いに関するカルテ記載も 3 倍以上増え，コミュニケーションの質も高まった。また，3 か月後に目標に沿ったケアを受けられる可能性が高まった。

- **VOICE（Values and Options in Cancer Care）プログラム**：患者・家族にコーチングを行い，質問促進リストを活用して患者中心のコミュニケーションを促すために開発されたプログラム。本プログラムにより，診察でより患者中心のコミュニケーションが促進された。

- **Serious Illness Care Program（SICP）**：様々な介入を一度に盛り込んだ包括的な質改善プロジェクト。SICP には話し合いの手引きや電子カルテの ACP テンプレートの導入などが含まれる。SICP を受けた医療者の患者ほど，より早くから，より質の高い話し合いが，より多く行われ，話し合いの内容がより多くカルテに記録された。また，患者の抑うつ・不安が軽減した。

質問促進リスト（QPL）研究

診察前に質問促進リストを渡し
診察時の質問を促してみた

　　　質問促進リスト（Question Prompt List: QPL）とは，構造化された質問集です。患者はそれを見ながら，診察の時に医師に何を質問しようかな，と考えるきっかけになります。オーストラリアの精神腫瘍の研究グループらにより，がん患者の初診時における質問促進リストの効果は示されていました。一方，より ACP についての話し合いが必要な進行がん患者での効果はわかりませんでした。

● **質問促進リスト**
日本でも患者・家族が医師との面談の際に活用できる質問促進リストが作られました。国立がん研究センターの HP から，冊子「重要な面談にのぞまれる患者とご家族へ―聞きたいことをきちんと聞くために―」が利用可能です。

そこでオーストラリアの緩和ケア医である Clayton らは，緩和ケア外来で進行がん患者を対象に質問促進リストの効果を調べるランダム化比較試験を行いました[1]。緩和ケア医の診察を受ける進行がん患者 174 名を，質問促進リストを用いる群と用いない群に無作為に割り付けました。質問促進リストは A5 サイズで 16 ページの冊子でした。医師や他の職種とよく話し合われるような 9 つのトピックの質問が計 112 問載せられました。質問トピックとしては，緩和ケアサービス，症状，治療，生活スタイルと QOL，病気と今後考えられること，サポート，専門的なケア，介護者向け，終末期のことがらがあります（表1）。

　初診時から 3 回目以内の診察を受ける患者が質問促進リストに目を通し，その 20〜30 分後に医師の診察を受けました。アウトカムは，終末期ケアについての質問や話し合いが増えるかどうかです。診察時の話し合いを録音して，質問の数や内容を評価しました。

　その結果，質問促進リストを用いた群では，患者・家族ともに全体の質問数が 2 倍以上になりました（図1）。話し合ったトピックとしては，緩和ケアについて，病気と予後を含む今後について，生活スタイルと QOL についてより質問が増えました。また，患者だけではなく家族においても，緩和ケアについて，病気や予後を含む今後について，そして家族の場合は家族についての質問も増えました。1 日後と 3 週間後の不安は，両方の群で差はなく，質問促進リストが不安をあおることはないことが示されました。満足度にも差はありませんでした。

　質問促進リストを使うと診察時間が延びすぎて支障をきたすのではないか，という懸念が時々聞かれます。しかし，本研究では，

表1 質問促進リストと質問の例

トピック	質問の例
緩和ケアサービス	緩和ケアチームにはどのような人がいて，何をしてくれますか。
症状	痛みを和らげるにはどのような方法がありますか。
治療	新しく処方するすべての薬の副作用を教えてください。
生活スタイルと QOL	どのような食事を摂ればいいですか。
病気と今後考えられること	私はあとどのくらい生きられますか。
サポート	もし気持ちが沈んだら，どうしたらいいですか。
専門的なケア	どの病院や緩和ケアサービスにみてもらうか選ぶことはできますか。
介護者向け	介護する上でどのようなスキルが要りますか。
終末期のことがら	自分で話せなくなった時にどのようなケアを受けたいか，誰に話せばいいですか。

95％の外来では特に診療のフローが妨げられることはありませんでした。半数近くの診療で患者や医師が，このリストのおかげで繊細なトピックでも話題にしやすくなったと答えました。一方，患者にこれらのことを話し合う心の準備がない場合，質問促進リストを渡すことで，「話し合わないといけない」という雰囲気になってしまうのでは，という懸念も挙がりました。

　全体的には，質問促進リストを用いることで，特に不安や不満をきたすことなく，普段ならお互いに言い出しにくい大切なことも話しやすくなることがわかりました。リストを渡すタイミングや心の準備にも配慮する必要はありますが，お互い遠慮して話し合わないままでいる…ということは避けられるように思います。

　一方，質問促進リストを用いることによる質問数増加の効果は医師が患者に質問を促した時に限られること，QOLや実際に受けた終末期ケアといった長期的なアウトカムまではわからないという限界があります[1]。それはどう克服すればよいのでしょうか。次の研究を見てみましょう。

進行がん患者
（9 つの緩和ケア外来，15 名の緩和ケア医）　ランダム化　→　QPL を活用した緩和ケア診療
　　　　　　　　　　　　　　　　　　　　　　　　　　　　→　通常の緩和ケア診療

トピック（評価）	患者の質問数							家族の質問数						
	QPL群 (n=90)		対照群 (n=80)		QPL群 / 対照群			QPL群 (n=70)		対照群 (n=53)		QPL群 / 対照群		
	No.	%	No.	%	率	95% CI	p値	No.	%	No.	%	率	95% CI	p値
緩和ケアについて (0-11)	0.8		0.1		11.89	6.11 to 23.12	<.0001	0.7		0.3		2.09	1.06 – 4.12	.03
身体の症状 (0-7)	0.6		0.4		1.47	0.93 to 2.31	.1	0.3		0.3		1.01	0.49 – 2.08	1.0
治療 (0-15)	1.8		1.3		1.37	0.93 to 2.02	.1	1.2		0.9		1.33	0.76 – 2.34	.3
自分の病気とこれからどうなるか (0-9)	0.9		0.4		2.30	1.32 to 4.00	.004	0.7		0.3		2.32	1.02 – 5.29	.05
生活スタイルと QOL (0-6)	0.5		0.1		10.32	4.52 to 23.55	<.0001	16	23	6	11			.1
支援 (0-13)	27	30	3	4			<.0001	9	13	5	9			.6
専門的なケアについての気がかり (話したかどうか)	4	4	0	0			.1	2	3	0	0			.5
家族について (話したかどうか)	1	1	0	0			.99	17	24	0	0			<.0001
終末期について (話したかどうか)	8	9	2	3			.1	6	9	1	2			.2
合計 (0-85)	5.4		2.3		2.31	1.68 – 3.18	<.0001	4.4		2.1		2.11	1.40 – 3.18	.0005

図 1 進行がん患者における質問促進リスト（QPL）の効果

〔Clayton JM, Butow PN, Tattersall MH, et al.: Randomized controlled trial of a prompt list to help advanced cancer patients and their caregivers to ask questions about prognosis and end-of-life care. J Clin Oncol, 25 (6):715-23, 2007.〕

患者の意向を無理なく引き出す

前項の質問促進リストのように患者だけが事前に考えるのではなく，患者の希望を事前に医師が知っていれば，よりコミュニケーションが促されます。また，多くの患者は，ずっとみてもらっている主治医に「いいタイミングで」ACP についての話し合いを切り出してほしいと願っています。しかし主治医の側は，患者が何を知りたいと感じているのか，今後の話を聞く心の準備がどれほどあるのか，いざ一歩を踏み出すことに，しばしば困難感を覚えています。よくない予後などについて聞きたいかどうか確認すること，それ自体が bad news になりうるので確認することさえ二の足を踏むことがあります。また，「患者から切り出すまで待っていよう」と思えば，患者のほうも同じように医師から話があるまで待っている，ということで話をするきっかけがないままになってしまうこともあります。

> こういった状態は「共謀 (collusion)」という社会医学系の言い方で表現されることがあります。患者も医師もできれば話題を棚上げにしておきたいという思惑が一致する，といった意味です。

▶ Jumpstart-Tips は話し合いを促すか？

話すきっかけとして，簡便に患者の気持ちと意向が聞けるツールはないだろうか。そんな思いに応える研究が米国のワシントン州で行われた，Jumpstart-Tips のクラスターランダム化比較試験です[2]。

対象は，複数施設でプライマリケアや専門ケアを提供する医師とナースプラクティショナー (NP) 132名，そして重篤な疾患をもち予測される余命が 2 年ほどと思われる患者 537名でした。患者の疾患はがんや COPD，心不全，肝硬変，生命を脅かす慢性疾患を有する高齢者など，多岐にわたっています。医療者単位で Jumpstart-Tips を用いた介入群と対照群へのランダム化が行われました（図 2）。

Jumpstart-Tips では，まず患者に，終末期ケアに関する話し合いについての意向，阻害因子，促進因子についてのアンケートに答

デザイン 外来での多施設クラスターランダム化比較試験（医療者単位）

対象 医療者 132 名と重篤な疾患をもつ患者 537 名
（転移・治癒不能がん，COPD，心不全，肝硬変，透析中の腎不全患者など余命 2 年程度を想定）

介入 終末期ケアに関する患者の意向などをもとに外来1週間前に医師・患者用に 1 ページの Tips を送付

結果
• ケアの目標の話し合い↑
（74% vs. 31%；*p*<0.001）
• 話し合いについてのカルテ記載↑
（62% vs. 17%；*p*<0.001）
• コミュニケーションの質↑
（4.6 vs. 2.1；*p* = 0.01）
• 3，6 か月後の抑うつ・不安は群間差なし

> 患者の意向に即した患者・医療者への
> 働きかけで，患者中心のケア↑

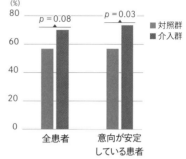

❸ 3 か月後に目標に一致したケアを受けていると答えた患者

図2 コミュニケーションのきっかけ作り：Jumpstart-Tips

〔Curtis JR, Downey L, Back AL, et al.: Effect of a patient and clinician communication-priming intervention on patient-reported goals-of-care discussions between patients with serious illness and clinicians: a randomized clinical trial. JAMA Intern Med, 178(7):930-40, 2018.〕

えてもらいます。状態が悪くなり自分で話ができなくなった時の治療の意向について医師と話し合ったことがあるか，もう少し話し合いたいと思っているか（心の準備があるか），治療目標は延命か症状緩和かどちらか，患者は今どのような目的の治療を受けていると感じているか…といったものです。回答内容に沿ったアルゴリズムがあり，①患者の意向のサマリーを作成し，②最も重要な阻害・促進因子を同定し，③ VitalTalk（➡ p.74）に基づいた話し合いの Tips を医療者と患者に提供します（実物のサンプルは 図3,4 を参照）。

　抽象的でわかりにくいので例を。まず患者が調査票に答えます。例えば，「終末期ケアについて聞いてみたいけど，どう切り出していいかわからない」と患者が答えたとします。医療者は患者の外来受診の 1〜2 週間前に，その情報とともに，患者にためらいがある時にどのように接したらよいのかの Tips を受け取ります（ 図3 ）。「この Jumpstart-Tips の内容についてどう感じたか教えてもらえますか」と尋ねてみましょう，というように患者との会話例も載っています。一方，患者も受診の 1 週間前に，自身の回答とともに，どのように医療者と話し合いをもてばよいのかの提案が書かれた Tips を受け取ることになります（ 図4 ）。患者用 Tips には，事前の調査票に自分が答えた内容と，医師との話し合い方として台詞例が載っています。「これからもとてもいい状態が続けばいいなと

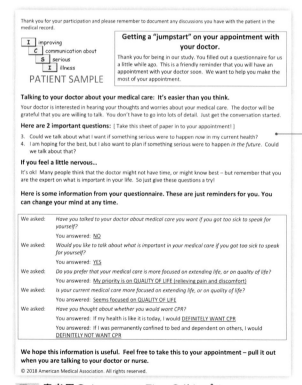

The image shows the "Jumpstart" Form clinician sample and patient sample.

Clinician Sample content:

I improving
C communication about
S serious
I illness

"Jumpstart" Form: Your Patient's Perceptions of Communication and Care

CLINICIAN SAMPLE

This is information for your patient, [patient name], that may help you have a conversation about goals of care. Your appointment with this patient is coming up on [appointment date].

Here's a summary of what your patient endorsed on our questionnaire about medical care choices. Some of these choices concern medical care in current health and others are about medical care if your patient's health was to worsen. You can use this Jumpstart Form to save time and do a few minutes of advance planning.

Is your patient ready? [yes or no]
Ever discussed preferences if/when too sick to speak for self? ....NO
Want to discuss / discuss more? ....YES

STUDY SUGGESTION: Go for it! Try saying: "I am interested in knowing your thoughts about that Jumpstart form."

What is your patient's perception of care currently? [quality of life (relieving pain/discomfort); extending life]
Prefers to focus on .... QUALITY OF LIFE
Perception that care now is focusing on ....QUALITY OF LIFE

STUDY SUGGESTION: Your patient seems to feel [he/she] is getting the care [he/she] wants at this point. Because the patient is focused on quality of life, consider whether completion of a POLST form or identifying a surrogate decision-maker would be useful. Assess if the patient is interested in Palliative Care referral.

What makes it harder for your patient to talk about this? [barriers]
• "I would rather concentrate on staying alive than talk about death."

STUDY SUGGESTION: Acknowledge patient's worry (emotion). Try saying: "Some people find it hard to talk about their healthcare in the future. Would you consider giving it a try for a few minutes? At any time, you can just say, 'Ok, that's enough for today.'"

In the future: [want/don't want CPR]
In current state of health ....DEFINITELY WANTS CPR
In state of dependent on others for ADLs...DEFINITELY DOES NOT WANTS CPR

STUDY SUGGESTION: Confirm patient's desire to receive CPR currently. Try saying: "You have indicated that you would want to receive CPR if your heart were to stop beating, but not if you become permanently dependent on others. Are there any other treatments or situations that we should talk about?"

Wrap-up & Thank you

あなたの患者は
・話し合いを望んでいるか？
・現在の治療やケアについてどのように感じているか？
・話し合いをためらわせているのはどのようなことか？
…などについて，患者への尋ね方のTips が示されています。

図3 医療者用の Jumpstart-Tips のサンプル

Patient Sample content:

Thank you for your participation and please remember to document any discussions you have with the patient in the medical record.

I improving
C communication about
S serious
I illness

PATIENT SAMPLE

Getting a "jumpstart" on your appointment with your doctor.

Thank you for being in our study. You filled out a questionnaire for us a little while ago. This is a friendly reminder that you will have an appointment with your doctor soon. We want to help you make the most of your appointment.

Talking to your doctor about your medical care: It's easier than you think.

Your doctor is interested in hearing your thoughts and worries about your medical care. The doctor will be grateful that you are willing to talk. You don't have to go into lots of detail. Just get the conversation started.

Here are 2 important questions: [Take this sheet of paper in to your appointment!]

3. Could we talk about what I want if something serious were to happen now in my current health?
4. I am hoping for the best, but I also want to plan if something serious were to happen in the future. Could we talk about that?

If you feel a little nervous...

It's ok! Many people think that the doctor might not have time, or might know best – but remember that you are the expert on what is important in your life. So just give these questions a try!

Here is some information from your questionnaire. These are just reminders for you. You can change your mind at any time.

We asked:	Have you talked to your doctor about medical care you want if you got too sick to speak for yourself?
	You answered: NO
We asked:	Would you like to talk about what is important in your medical care if you got too sick to speak for yourself?
	You answered: YES
We asked:	Do you prefer that your medical care is more focused on extending life, or on quality of life?
	You answered: My priority is on QUALITY OF LIFE (relieving pain and discomfort)
We asked:	Is your current medical care more focused on extending life, or on quality of life?
	You answered: Seems focused on QUALITY OF LIFE
We asked:	Have you thought about whether you would want CPR?
	You answered: If my health is like it is today, I would DEFINITELY WANT CPR
	You answered: If I was permanently confined to bed and dependent on others, I would DEFINITELY NOT WANT CPR

We hope this information is useful. Feel free to take this to your appointment – pull it out when you are talking to your doctor or nurse.

用紙の前半には医師との話し合いのための Tips，後半には調査票に患者自身が答えた内容が書かれています。

調査票に書かれた内容は，いつでも変更することができると明示されています。

図4 患者用の Jumpstart-Tips のサンプル

〔Curtis JR, Downey L, Back AL, et al.: Effect of a patient and clinician communication-priming intervention on patient-reported goals-of-care discussions between patients with serious illness and clinicians: a randomized clinical trial. JAMA Intern Med, 178(7):930-40, 2018.〕

願っているのですが，万が一，今後深刻なことが起こった時にも備えておければ，とも思っています。そのことについて少し話してもいいでしょうか」などです。それにより，両者とも，外来での話し合いに向けた心の準備ができるように工夫されています。

　主要評価項目は，「ケアの目標についての話し合いが行われたかどうか」の患者による評価です。結果ですが，介入群では対照群と比べて，ケアの目標についての話し合いは有意に多く行われ（74% vs. 31%; $p < 0.001$），コミュニケーションの質も高まりました（4.6 vs. 2.1; $p = 0.01$）（ **図 2** ）。3か月後に，患者に自身の目標（症状緩和か延命治療か）に沿ったケアが受けられているかどうか尋ねたところ，意向が安定している患者については目標に沿ったケアが受けられていると答えた割合が増えました（73% vs. 57%; $p = 0.03$）。一方，3，6か月後の抑うつ・不安には群間差はありませんでした。

　Jumpstart-Tips も質問促進リストの亜型といえます。診察場面での話し合いが増えるだけでなく，実際に受けた医療のアウトカム（希望に沿っているか）まで効果が及びました。でも，さらにその先の精神的健康には影響を及ぼしませんでした。

▶Jumpstart-Tips 研究の特徴

　この研究にはこれまでの介入にはない特徴があります。

　第1は，患者の意向をまず確認し，それに沿った話し合いの方法を患者だけあるいは医師だけでなく，患者と医師の双方に提供して話し合いを促した点です。

　第2に，デフォルトで一番最初にアンケートを行うので，「（終末期ケアに関する話し合いを望んでいるかどうかを）患者にどのように確認すればよいのかわからない」という医療者の悩みが解消される点です。患者が話し合いをためらっている場合は，従来は何も触れられず，医療者側も患者がためらっているかどうかさえ，わからないままでした。Jumpstart-Tips を使うと，比較的簡単に話題に挙げやすくなる点も，双方にとって有用と思われます（その場合はもちろん慎重に，ではありますが）。

　第3に，簡便性です。患者・医療者への複合的な介入であるものの，アンケートとそれに沿った Tips の提供という最小限の介入にとどめた点が評価されます（アンケートだけでも多いよ！　という人もいるかもしれませんが）。

　第4に，目標に沿ったケアの達成の有無を患者に直接確認してい

る点です。ACP系の介入のアウトカムの測定方法にはゴールドスタンダードがありません。これまで見てきたように，カルテ記載から判断したり，遺族に聞いたり，と様々な方法がとられてきました。本研究では，余命2年程度と予想される患者が対象になり，他の研究より余命の長い人が対象になっています。ACPは意思決定能力がなくなった時に受けたい医療を事前に話しておくことから始まりましたが，「将来意思決定できなくなった時」だけでなく，「今の治療が希望に沿っているか」もアウトカムになりうるという風潮があります。ここまでいくと，Advance Care Planning というより "**Current Care Planning**" というほうが適切かもしれませんが，国際的にACPの概念が現行のケアにも拡張されている証左でもあります。

● Current Care Planning
日本語でいうと「今の治療・ケアについての話し合い」あたりでしょうか（筆者たちの造語です）。

　数年前に，診察と次の診察の間に生じた症状を定期的に医療者に伝えることで，生命予後が延びるという研究が出て話題になりました（Patient-Reported Outcome：PRO の研究に入れられ，情報の管理は電子的な方法が前提とされています）[3]。

　今後は，それをさらに一歩進め，受診前に患者が症状だけでなくACPに関する内容を含め医師と話したいことをスマホなどで入力すると，診察前に電子カルテにアップされ，さらに患者と医師にTips も一緒に届くシステムなども一考に値するかもしれません。

Pick up!

VitalTalk ──コミュニケーションスキルを学ぶ

italTalk は，2012 年に米国の Anthony Back 先生，Robert Arnold 先生，James Tulsky 先生はじめ，腫瘍内科や内科，緩和ケア，臨床倫理の専門家たちにより開発されました。重篤な疾患をもつ患者とのエビデンスに基づくコミュニケーション・スキル・トレーニング（CST）として，全米で普及が進められています。オンラインコースや実地コース，4 日間の train-the-trainer のプログラムもあります。VitalTalk のスマホアプリもあり，毎朝コミュニケーションのコツが参考文献と一緒にスマホに届きます。

　2019 年に日本でも，米国で活躍する複数の日本人医師が来日し，日本の医師と連携してVitalTalk に関するセミナーが開催されました。さらに，上記 3 名によるコミュニケーションの本（"Mastering Communication with Seriously Ill Patients. Balancing Honesty with Empathy and Hope"）は，植村健司先生の翻訳により日本語版が出版されました〔『米国緩和ケア医に学ぶ医療コミュニケーションの極意』（中外医学社，2018 年）〕。さらに，新型コロナウイルス感染症における VitalTalk を用いたコミュニケーションガイド日本版も作成されています。

VOICE 研究

「患者中心のコミュニケーションの程度」を見るランダム化比較試験

　　質問促進リストを複合介入の一部として用いた研究として，VOICE（Values and Options in Cancer Care）があります。コミュニケーションやマインドフルネスの研究に長年従事している家庭医療・緩和ケアの専門家である Epstein らのグループによる研究です。彼らはがん医療における患者中心のコミュニケーションに関する包括的な提言を米国国立衛生研究所から出しています[4]。VOICE 研究では，多施設の病院・診療所の腫瘍内科医 38 名を対象に，医師と進行がん患者（1 年以内に死亡しても驚かないと医師が考えた患者）・家族に対するコミュニケーション介入を行うか行わないかのクラスターランダム化比較試験が行われました[5]。

　　介入群においては，医師は模擬患者を用いた短いコミュニケーショントレーニング（1 時間 45 分）を受けました。患者・家族は，コミュニケーション指導セッション（1 時間）に参加し電話によるフォローアップを受けるとともに，質問促進リストを渡されました。医師や患者に対するこれらの介入は，"ecological model" という理論枠組みに基づいています。このモデルでは，4 つのポイント（患者との話し合いに積極的に関与すること，感情に対応すること，患者に余命や治療選択について情報提供すること，意思決定の必要な選択肢についての益・不利益の可能性に関してバランスのとれた情報提供を行うこと）に焦点が当てられました[6]（ 図5 ）。「患者中心のコミュニケーション」というだけあって，まずは患者の積極的な関与を促す形になっています。日本のように「空気を読みながら」ではなく，積極的かつ明確に関与を促し質問を促すところが特徴的です。

　　主要評価項目は医師と患者の面談時における「患者中心のコミュニケーション」の程度です。上記の 4 つのポイントがそれぞれ既存の尺度で測定された上で，1 つの得点（composite score）になるように計算されました。つまり，「患者中心のコミュニケーションの程度」＝患者が積極的に関与している程度＋医師が感情に対応している程度＋余命や治療選択について情報提供された程度＋選択肢の益・不利益に関してバランスのとれた情報提供をされた程度，ということになります。

　　副次的評価項目は，患者・医師間の関係性，医師とのやり取りにおける自己効力感，QOL，死亡前 30 日間の過度な治療（化学療法，

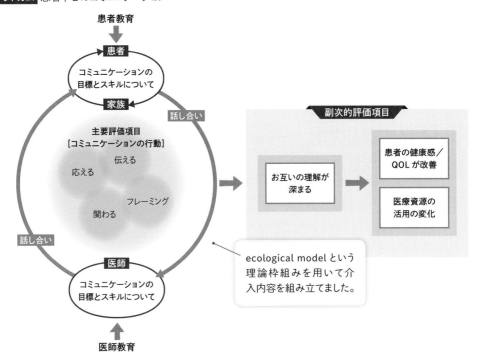

デザイン がん治療医 38 名，進行がん患者 265 名対象のクラスターランダム化比較試験
介入 がん治療医のコミュニケーション・スキル・トレーニング+患者・家族教育
アウトカム 患者中心のコミュニケーション

図5 医師と患者への複合介入により，患者中心のコミュニケーションを促進する
〔Hoerger M, Epstein RM, Winters PC, et al.: Values and options in cancer care (VOICE): study design and rationale for a patient-centered communication and decision-making intervention for physicians, patients with advanced cancer, and their caregivers. BMC Cancer, 13:188, 2013.〕

負担の大きい処置，救急室受診，入院)，ホスピスケアなどです。QOL の一部として McGill Psychological Well-Being Subscale（「落ち込んだ気分」「神経質／心配」「悲しい」「こわい」といった不安や抑うつに関連する項目）が含まれています。QOL については 3 か月ごとに 3 年間測定されました。介入内容での最大の関心は，もちろん患者中心のコミュニケーションです。それに加えて，他の長期的なアウトカムも調べているところに，コミュニケーションの長期的な影響（downstream effect）を見たいという ACP の視点を感じます。

　さて結果ですが，主要評価項目である患者中心のコミュニケーションは，介入群で有意に改善しました。副次的評価項目は，患者が積極的に話し合いに関与する度合いは介入群で有意に高まったものの，QOL を含むその他のアウトカムには群間差が見られませんでした。解釈として，1 回の面談の質を上げる複合的な介入では，

主目的以外の効果や長期的な効果は「示されなかった」と見ることもできますが，介入により「害をきたさなかった」と捉えることもできます。

　一方，日本でこの結果を活用する時には，少し注意が必要です。本研究での「患者中心のコミュニケーション」では，患者の積極的な関与が前提でした。このような話し合いの形態に馴染んでいる人ばかりではありません。筆者の勤務する地方の病院では，「そんな難しいことは娘に話してくれ」と言われる高齢の患者も少なくありません。

日本では患者中心を心掛けつつも，家族と話し合う機会が多くもたれます。「患者中心」というコンセプトは踏襲しながらも，患者を中心に考えた結果が「家族中心に話をしつつ患者の意向も反映する」という場合もある，という理解が重要と感じます。

SICP 研究
コミュニケーションだけでなく
電子カルテ実装など何でも盛ってみた

　これまで見てきたように，ACP の研究は，質問促進リストなど1つひとつの介入から，いくつかを組み合わせる複合介入へと広がってきました。医師を対象とした集中的なコミュニケーション・スキル・トレーニング（CST）としては，日本では SHARE，国際的には VitalTalk をはじめ複数のトレーニングプログラムがあります。日本では SHARE による医師・患者アウトカムにおける有効性が示されています[7]。CST は，国際的に推奨されていますが，効果がばらついており[8,9]，多忙な医師が数日間参加するのはあまり現実的ではないという一面もあります。2018 年に発表された系統的レビューでは，CST を受けた医療者は開かれた質問（open question）をするようになり共感的な姿勢を示すようになるものの，長期的な効果については十分な検証がされていないと報告されました[10]。つまり，より患者の体験全体，あるいは長期的なアウトカムの向上を目指すには，一方面の介入では不十分ではないか（より多方面にわたって実施可能な介入を一度にするほうがよいのではないか），と考えられる傾向にあります。

▶SICP（重篤な病気をもつ患者のケアの
　プログラム）のはじまり

　SICP（Serious Illness Care Program）は実臨床に根差した形で
始まりました。まず，ボストンのダナ・ファーバーがん研究所の
Bernacki と Block らは，米国内科学会の High Value Task Force
と協働して，質の高い話し合いの障壁に関する系統的レビューを行
いました[11]。さらに，緩和ケア医，一般内科医，循環器科医，が
ん治療医，小児科医，外科医，患者や家族をはじめ米国の専門家集
団から，障壁を乗り越える最善の方法（ベストプラクティス）に関
する意見を募りました。ベストプラクティスに含まれるものとして
は，「予後について話し合うこと」「意思決定の意向を確認するこ
と」「患者の気がかりや目標を理解すること」「トレード・オフや大
切な機能についての思いを探索すること」「家族にどのように関
わってもらいたいかを確認すること」などが挙げられます。日本の
場合は，初めから意思決定の場に家族がいることが多いですが，ど
れくらい家族に関わってほしいかを患者自身に尋ねるところは米国
的です。この総説から，望ましい系統的な介入として 表2 のよう
な項目が挙げられました。

　以上をかなえるために，臨床現場に構造・プロセスとして系統的
に組み込まれる必要があることがらがあれこれと考えられました。
SICP では，主な障壁を乗り越えるべく，医療者・患者・家族向け
の臨床ツール，医療者のトレーニング，組織の変化を含む複合的な

●トレード・オフ
「何かを達成する代わり
に別の何かを犠牲にす
る」という関係性のこ
と。重篤な疾患の文脈
で考えると，「痛みを抑
える代わりに強い眠気
は許容する」などがそ
れに当たります。

表2 重篤な病気をもつ人との話し合い：望ましい系統的な介入

- **医師の教育**
  ― 短時間の CST
- **話し合いを始める対象となる患者を同定し，早期からの話し合いのきっかけを作る**
  ― サプライズクエスチョンの活用
  ― 話し合いについて，診察前に医師にリマインダーメール
- **患者・家族への教育的介入**
  ― 患者・家族用の冊子
- **構造的な話し合いの手引き**
  ― 重篤な病気をもつ人との話し合いの手引き（SICG）の活用
- **電子カルテ上に ACP や話し合いに特化したセクションを準備**
  ― 構造化されたセクションに，情報を経時的に記録
- **継続的な評価**
  ― 患者・家族・医療者の評価，医療者のコーチング

〔Bernacki RE, Block SD, American College of Physicians High Value Care Task Force: Communication about serious illness care goals: a review and synthesis of best practices. JAMA Intern Med, 174(12):1994-2003, 2014.〕

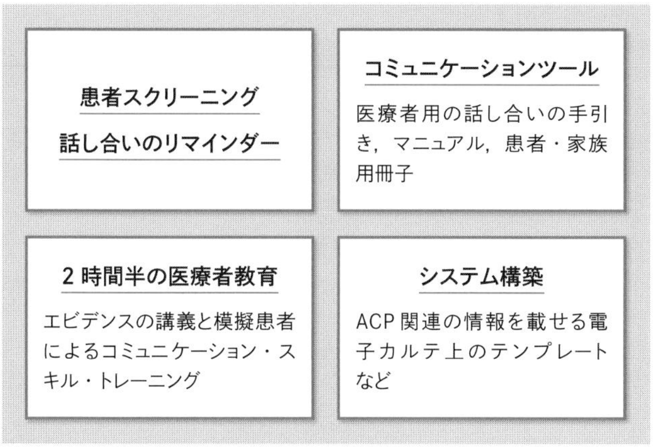

図6 SICP における組織的な取り組み

〔Bernacki R, Hutchings M, Vick J, et al.: Development of the serious illness care program: a randomised controlled trial of a palliative care communication intervention. BMJ Open, 5(10):e009032, 2015.〕

介入が考案されました。「話し合いをもっと多く，もっとよく，もっと早くから」（"More, better, and earlier conversation"）を合言葉に，プログラムを創り上げたのです（**図6**）[12]。本研究では，特に確立した「概念モデル」を使用しているわけではありません。ただ，今の臨床に何が足りておらず，それにどのように対処すればよいか，という「対応表」を当初から想定しているところに，臨床家の視点を感じます。

研究デザインは，がん治療に携わる医療者〔医師，**Physician Assistant（PA）, Nurse Practitioner（NP）**〕を対象にした，クラスターランダム化比較試験です。診療科・関連施設ごとに層別化され，診療科内の数名ずつの医療者（数名の医師と1名のPA/NP）が割り振られました。

- **PA/NP**
PAやNPは米国ではMid-level Providersと呼ばれ，医師と同じチームで診察したり処方したりすることができます。例えば，あるコースの化学療法を3コース目まで受けてきた患者には，外来で診察して4コース目をするかどうかを決めたりします（適宜医師とも相談します）。

▷話し合いの手引き（SICG）の活用による介入

介入内容を簡単に見ていきます（**図6**）。まずは医療者用の「重篤な病気をもつ患者との話し合いの手引き」（Serious Illness Conversation Guide：SICG）です（**表3**）[13]。現場の課題は現場に聞くを信条に，現場の医療者とやり取りしながら実に150版以上の改訂（!!）を重ね，ようやく完成した手引きです。日本，香港やニュージーランドなど世界中で各文化に合わせた手引きが作成されています。

面白いというか，これまでにないこととして，コミュニケーショ

表3 重篤な病気をもつ患者との話し合いの手引き（SICG）

話し合いの流れ	患者に対する話し方の例
1. 話し合いを始める • 目的を伝える • 将来の意思決定のための準備 • 許可を求める	「あなたが今後希望される医療やケアを提供することができるように，あなたの病気が今後どうなっていくかをお伝えし，あなたにとってどんなことが重要かを前もってお聞きしておきたいと思うのですが，**よろしいでしょうか?**」
2. 患者の理解と意向を確認する	「ご自分の病状についてどのように**理解**されていますか?」 「今後，病気がどうなっていくかについて，どの程度お知りになりたいですか?」
3. 今後の見通しを共有する • 今後の見通しを共有する •「…だとよいのですが…，を心配しています」「…を願っていますが，…を心配しています」などの表現を使う • 間を置きながら話し，感情を探る	「あなたの病状について，**私が理解している範囲**でお伝えしたいと思います…」 不確実性:「あなたの病気が今後どのように進行するか予測することは難しいと思います。できるだけ長く，病気が進行せずに**元気で過ごしていただきたい**と思っています。**同時に，**病状が急に悪くなる可能性もあり，そのことを（とても）**心配しています。**そのもしもの時に備えておくことが大事だと思うのです。」 または， 時間的予後:「**とても残念なのですが，**残された時間が，（例：日単位〜週単位，週単位〜月単位，月単位〜年単位の期間で示す）くらいになってきている可能性があることを**心配しています。**」 または， 機能的予後:「**申し上げにくいのですが，**あなたが感じているより事態は差し迫っているのではないかと思います。そして，今後，もう少し難しい状況になる可能性があることを**心配しています。**」
4. 大切なことについて聴く • 目標 • 恐れや不安 • 支えとなるもの • 欠かせない能力 • 延命治療の範囲（トレード・オフ） • 家族の認識	「万が一病状がさらに進んだ場合のことを考えたいと思います。病状が進んだ場合，どんなことが一番大切ですか?」 「今後の病状に関して，一番怖いなと思っていることは何ですか? どんなことが心配ですか?」 「これから病気と付き合っていく上で，どのようなことがあなたの支えになると思われますか?」 「あなたにとってとても大切で，これができないまま生きていくのは考えられない，と思うのはどんなことですか?」 （例：口から食べられること，身の回りのことが自分でできること，家族とコミュニケーションが取れること，など） 「病状がさらに進んだ場合，余命を延ばすためならどの程度（の治療）であれば，たとえつらくてもやっていきたいと思いますか?」 「**ご家族は，**あなたのご希望や大切にしたいことについてどのくらいご存じですか?」
5. 話し合いを締めくくる • 要約する • 推奨事項を説明する • 患者に確認する • 患者に協力することを伝える	「あなたにとって＿＿＿がとても大切だとおっしゃいましたね。それを考慮に入れると，現在の病状では＿＿＿を**お勧めします。**こうすれば，あなたが大切にしたいことを今後の治療やケアの方針に反映できると思います。」 「この方針をどう思われますか?」 「あなたの力になれるように，私も全力でお手伝いいたします。」
6. 話し合いの内容を記録する	
7. 主治医や他の専門職に伝える	

〔木澤義之，竹之内沙弥香（訳）：ACP による支援のポイント，中外製薬.〕

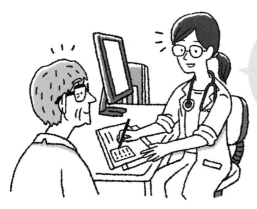

「どんなことを話し合うか忘れないように，みなさんに使っている紙を見ながらお話ができればと思うのですが，よろしいですか」などと伝えます。

図7 話し合いの手引き（SICG）を用いて話し合いを始める

ンの際にこの手引きを実際に患者の目の前で手に取って，「○○さんにとって大切なことをしっかりとお伺いしたいので，これを見ながら話してもよろしいでしょうか」と許可を得てから話し始めます（**図7**）。コミュニケーションにチェックボックスなんて！ と思われるかもしれませんが，これを提示することで患者は，「このような話し合いをしているのは自分だけではないんだ」という気持ちになり，気が軽くなるようです。医療者も，手引きを活用することで，「みなさんに話していることなんですけれど」と切り出しやすくなり，どのように話を進めていけばよいのかわかるので助かります（行動経済学でいうデフォルト運用ともいえます➡ p.174）。

患者・家族用資料として，話し合いが予定されている外来受診に先立ち，患者には手紙が送られました。さらに，患者は医療者との話し合いの後で，どのようにして家族と話し合えばよいのかが書かれた家族用の手引きを受け取りました。

がん治療に携わる医療者は，緩和ケア医により，2時間半と非常に短いコミュニケーショントレーニングを受けました。簡単な講義とロールプレイが中心で，「丸1日とかは絶対に無理!!」という多忙な医療者に配慮した形になっています。

組織的な介入としては，SICPを受ける患者を決めて知らせる，話し合いの内容を記録する電子カルテ上のテンプレートの作成，そして手引きの使用についてのコーチングが行われました。患者の選定としては，外来の医師／NPが定期的に患者リストを見ながら「1年以内にこの患者さんが亡くなられたら驚くか」というサプライズクエスチョン（➡ p.157）を自問し，「驚かない」と答えた場合に適格の可能性ありと判断されました。サプライズクエスチョンはACP関係の研究の適格基準として広く使用されています。

外来の医療者には，手引きを用いて通常診療時に話し合いを行うように，リマインダーが送られました。また，話し合いをした内容をそのまま記録でき，すぐに参照できるよう，電子カルテ上にテンプレートが作成されました。医療者はテンプレートの使い方について説明を受けるだけでなく，介入群の医療者は手引きの使い方について適宜コーチングを受けました。

研究の主要評価項目としては，「目標に一致したケアが受けられたかどうか」と「穏やかさ」でした。前者については，これまでも触れているように，現時点では世界中に妥当性の検証された尺度がありません。本研究では，「人生における優先順位」を患者に聞きました。一般的な9つの目標の中から5つを選び優先順位順に並べてもらう方法をとりました。患者が亡くなられた後，家族に，患者の目標のうち亡くなる前1週間，3か月間に，トップ3のうちどれがかなえられたかを尋ねました。

「穏やかさ」は（日本でいうところの）スピリチュアルケア系の項目を含む尺度が用いられています（病気を抱えてつらいこと，穏やかに受け入れることの2つのドメインに分かれます）。その他，副次評価項目として，医療者との関係性，不安，抑うつ，生存期間の他，話し合いの量や質，時期，記録へのアクセスのしやすさも測定されました。多くのアウトカムがありますが，主要アウトカムや医療者との関係性，不安・抑うつ，生存期間は「患者アウトカム」，話し合いに関するものは「プロセスアウトカム」と分けることもできます。

▶介入群で不安・抑うつの減少効果が見られた！

結果です（表4）。計278名の患者が参加しました。予定では各群200名の患者の評価を行う予定でしたが，主要評価項目の目標に一致したケアが受けられたかどうかの評価は両群合わせて61名で行われたに過ぎませんでした。そして，主要評価項目である目標に一致したケアが受けられたかどうかと穏やかさに関しては，群間差は見られませんでした[14]。目標に一致したケアが受けられたかどうかでは，目標がかなえられた数の中央値は，介入群で0.8，対照群で1.2となり，有意な群間差はありませんでした。生存期間や医療者との関係性に関しても群間差が見られませんでした。しかし，介入群では，14週間後に中等度の不安・抑うつをもつ患者の割合が少しですが下がり，不安の減少は24週間後にも続けて見ら

表4 SICP 研究の結果

	方法・結果
デザイン	がん外来でのクラスターランダム化比較試験
対象	がん治療医等 (MD, NP, PA) 90 名，進行がん患者 278 名
アウトカム	・目標に一致したケア，穏やかさ，不安・抑うつ ・話し合いの記載頻度，見つけやすさ，時期，包括性
結果	・目標に一致したケア，穏やかさ：群間差なし ・14 週間後の不安↓，抑うつ↓，24 週間後の不安↓ ・ACP の話し合い↑ (96% vs. 79%, $p = 0.005$) ・話し始める時期 2.4 か月早まった (143d vs. 71d, $p<0.001$) ・価値観・目標の記載↑ (89% vs. 44%, $p<0.001$) ・延命治療の意向の記載↑ (63% vs. 32%, $p = 0.004$) ・電子カルテ内の記載の見つけやすさ (61% vs. 11%, $p<0.001$)

〔Bernacki R, Paladino J, Neville BA, et al.: Effect of the serious illness care program in outpatient oncology: a cluster randomized clinical trial. JAMA Intern Med, 179(6): 751-9, 2019. ／Paladino J, Bernacki R, Neville BA, et al.: Evaluating an intervention to improve communication between Oncology clinicians and patients with life-limiting cancer: a cluster randomized clinical trial of the serious illness care program. JAMA Oncol, 5 (6):801-9, 2019. 〕

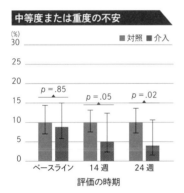
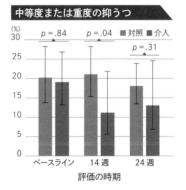

図8 SICP による不安・抑うつの軽減

〔Bernacki R, Paladino J, Neville BA, et al.: Effect of the serious illness care program in outpatient oncology: a cluster randomized clinical trial. JAMA Intern Med, 179(6): 751-9, 2019. 〕

れました（図8）。介入開始後2週間の段階でも，不安・抑うつが減少したことが報告されています。不安，抑うつの減少効果はわずかではありますが，この結果は「重篤な疾患についての話し合いをしても，少なくとも2週間，3か月～半年くらい後に不安・抑うつを増悪させるわけではない」，また「医師・患者関係を悪化させるわけではない」ということがわかります。終末期についての話し合いをすると「ショックを与えるのではないか」「医師・患者関係が崩れるのではないか」という懸念から二の足を踏むこともありますが，SICP 研究のデータでは，少なくとも集団として見ればその心配はないということがわかります。

　もう一方の「何が行われたか」（プロセスアウトカムといいます）

として，話し合い自体についての結果は別の論文にまとめられています[15]。話し合ったかどうかを，ビデオや録音ではなく，カルテ記載をもとに評価しています（間接的な評価になりますが，話し合いの内容を多職種間で共有するという点では臨床的でもあります）。介入群の患者では，対照群に比べて，より多くの話し合いが行われ，より早くから行われていました。有意差はついていますが，対照群の医療者も約80％と非常に多く患者と話し合いを行っていることがわかります。話し合われた内容も，質が高い話し合いを示唆する話題について，介入群でより多く触れられていました。それらの話題には，価値観や目標，予後や病状理解，延命治療の意向などが含まれています。1人当たりの話し合いの回数も，介入群で多かったこともわかりました。本研究の一環で，電子カルテにACPに関するこれらの話し合いや諸書類を記録・保管するシステムが作られたのですが，介入群での話し合いは，より多くこの場所に記録されていました。

▶ SICP 研究の独特な点

一番の特徴は，現場の医療者が主体となる介入により質改善につ

Pick up!

Serious Illness Care Program（SICP）の成り立ち

S ICP 研究の代表責任者，Rachelle Bernacki 先生が日本にワークショップに来られた時に伺った話です。SICP の成り立ちは，日本でも話題になった書籍『死すべき定め 死にゆく人に何ができるか』（みすず書房，2016 年）の著者，Atul Guwande 先生の臨床疑問にさかのぼります。

外科医であった Guwande 先生は，進行がん患者との話し合いは患者にとって大切とわかってはいるものの，とても難しくストレスフルだ，どう話し出していいのかわからないと感じていました。

ある日，Guwande 先生はその話を，ダナ・ファーバーがん研究所の精神腫瘍科・緩和ケア科の Susan Block 先生にされました。当時，Respecting Choices など ACP の相談員が活躍するプログラムはあったのですが，現場で困っているのは，治療医が，「今」「ここで」「自分は何をどのように言えば」患者のためになるのだろう，自分は全くその準備ができていないけれど，どうしたらよいのだろう，という切実な困難感でした。Guwande 先生が感じた疑問は 1 人の治療医の疑問にはとどまらないと確信した両先生は，現場の声に根差した複合的なアプローチの方策を模索し始めました。そして 2011 年，重篤な病気をもつ患者の目標や優先したいことと実際に受けているケアのギャップを埋めるべく，SICP が産声を上げたのです。Block 先生がプログラムディレクター，Bernacki 先生が副ディレクターとなりました。

なげられた，という点です。Respecting Choices のように ACP の専門の相談員が「外付け」で関わるのではありません。がん治療に直接携わる第一線の医療者たちが主な担い手となって話し合いを進めていく点が，非常に臨床的といえます。臨床家が直接使えるスキル，使えるガイド，現場で回せるシステムが構築されました（といっても，このままではまだまだ実装は大変そうですが）。そういう点では，SICP は「一次緩和ケア」（primary palliative care）の介入，と呼ばれることもあります。

また，VOICE の理論背景になった ecological model のように概念モデル（conceptual framework）に沿って介入とアウトカムを決めるというデザインではなく，現場で足りていない多方面の課題に複合的に対応する，という方法を取りました。さらに，話し合いの主な当事者たち（主治医チーム，患者，家族）に介入するだけではなく，リマインドシステムや電子カルテを改変して保管場所を作成するなど，システム全体に介入する系統的なアプローチを取ったことも特徴です。いくら医師個人が「よし，話をしよ」と思っていても，1 日に 20 人，30 人診療する外来で「つい（悪気はなく）」忘れてしまうこともある，という現場に基づいている発想のようです。

2015 年に公表されたプロトコールペーパーを読んだ時は，こんな複合的な介入はできないのではないかと感じました。同時に，これくらい系統的にアプローチしないと結果は変わらないだろうなとも思いました[12]。方向性としては，多方面にわたることでできる範囲のことを，というあたりなのだろうと感じます。

結果に関しては，主要アウトカムが現存の尺度で示されていなくても，不安・抑うつが改善すること，少なくともプロセスアウトカムが改善することは，それを求める大多数の患者にとっては望ましいことといえます。繊細な話に「土足で」踏み込まないことは大前提で，それを予防するべく SICP の手引きには 表3 （➡ p.80）の「1. 話し合いを始める」で話し合いをする許可をとるというステップが書かれています[13,16]。

▶ SICP の実装：「実装は旅」

SICP において特筆すべきは，実装として SICP による介入を院内外全体に広めたことです。Bernacki は，この過程について，「実装は旅」（"Implementation is a journey"）と表現しています。

そして以下に挙げる「SMART」に沿った目標（goal）を設定し

て目標を見える化して進めることを提言されました。

> **実装に向けた目標「SMART」**
> - Specific（具体的に）：明確で具体的に
> - Measurable（測定可能な）：量的，質的，費用面，時間的に評価
>   または説明ができるように
> - Attainable（達成が可能な）：現実的で達成可能な
> - Relevant（目標に関連した）：活動や目標と一貫している
> - Time-bound（時間的制約がある）：期限を設定する

　以上のような具体的な目標が立てられ，5W1H に沿ってどのように それらを達成するかが明確化されました。企業なら当たり前に 使う方法論も，医療では目新しく感じられます。「村中みんなで」 （"It takes a whole village"）というアフリカの諺がありますが， まさに組織的な介入をしてようやく患者・家族のアウトカムが変わ る，ということなのでしょう。SICP が質改善（quality improvement） の研究であった所以です。

コミュニケーション系の ACP 研究の意義
多様なアプローチを実臨床につなぐ

　コミュニケーション系の ACP 研究のアプローチは多様です。お おざっぱにいえば，医療者へのスキルトレーニング系（SHARE, VitalTalk），患者に FAQ を渡す（Question Prompt Sheet, Jumpstart-Tips），患者と医師，システムに働きかける（VOICE，SICP）のパ ターンがあります。総合的には，個々の介入よりも，包括的な介入 へと変化してきているように見えます。

　これらの介入の実装に向けた広がりは，日本でも見られます。医療 者用の手引きである SICG についていえば，家族用手引きや手引きを 使ってどのように話し合いを行うかの詳細な説明は，日本語版も作成 されました。アリアドネ研究所の HP にアカウントを作ると（無料）， それらがダウンロードできます（https://portal.ariadnelabs.org/）。

　ただ，海外と同じ介入が日本の津々浦々でも実装できるか，とい うと，そう簡単ではありません。ACP の話し合いを取り巻く文化 が違いますし，超高齢社会で3分診療が珍しくないという環境も 独特で，日本ならではの別の工夫が必要です。複合介入でどのよう な結果が見込めるかはわかったものの，今後は，有効なコミュニ ケーションの必要最小限の要素（"active ingredient"）は何か，実

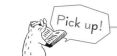

日本で実装する上での留意点

2 019 年は SICP を活用したワークショップの企画に 2 回参加しました。はじめは「手引き」を患者に示しながらの話し合いに戸惑う医療者も多かったのですが，いざやってみると，「話のきっかけになる」「日頃から使っているものとして，目の前の患者は特別感なく受け入れやすくなる」「いろいろな話をするが，話の筋が意識できる」などおおむね好評でした。手引きを用いた話し合いのビデオも作成されました。

　コミュニケーションの手法を今から学んでいこうという比較的若手の医療者にとっては，この手引きが 1 つの「型」になります。サッカーのパス練習のように，一度基本的な流れを身につけると，患者・家族の意向や医療者のやりやすい方法に応じて様々な応用が利きます。またベテランの先生たちは，適宜自分の言いやすい方法にアレンジするといいのではと思います。

　一方，手引きを意識すると，一度にすべてを話し終えなくては，という気持ちになりがちですが，1人で一度に話し終える必要はありません。患者さんの心の準備もありますし，医師なら医師，看護師なら看護師，各医療者の役割もありますので，チームで共有する上で役立てられるかと思います。例えば，看護師は時間的な予後を伝える役割は通常はない一方，患者さんの価値観や目標，懸念などを聞くことは大切な役割ともいえます。また，患者さんの個人的な思いを伺うことになるので，聞き手であるこちらが（興味本位ではなく）なぜ教えていただきたいか，ということを伝えておくことも重要です。

際にアウトカムの改善につながるメカニズムは何か，アウトカムをどう測定するかなど，広く検討が必要です。海外で効果が示されたものすべてを導入できなくても，それぞれの介入のエッセンスを実臨床で試してみてもいいかと思います。

「目標に一貫したケア」をどう測るか？

　SICP では「目標に一貫したケア」を，患者の生前最後の調査と，遺族の調査の内容を突き合わせて見ています。ACP の直接的な長期アウトカムとして，「目標に一貫したケアが受けられたか」は臨床でも研究でも非常に重視されています。例えば，Curtis やTulsky など米国でコミュニケーション研究を長年されてきている先生方の論文には，「患者の意向に沿ったケアを提供できなければ，医療者は医療過誤を起こしていることになる。それは他の有害な過誤と同じくらいの緊急事態である」"When we fail to provide care that matches patients' preferences, we commit a medical error, no less urgent than any other harmful error.", と述べてい

表5 国際デルファイ研究の結果：国際的な専門家が重要と感じた評価項目（アウトカム）上位10件

1. 目標に一致したケアを受けること
2. 患者が代理決定者を決定すること
3. 代理決定者について記載すること
4. 代理決定者と価値観やケアの意向を話し合うこと
5. 必要時に記載と以降の記録にアクセスできること
6. 患者の人生（生活）にとって何が大切かを知ること
7. 臨床的に必要な時に，医師の治療指示がカルテにあること（POLSTやcode statusなど）
8. 医師と価値観やケアの意向について話し合うこと
9. 価値観やケアの意向について記載すること
10. カルテに事前指示書や患者が拒否した書類があること

〔Sudore RL, Heyland DK, Lum HD, et al. : Outcomes that Define Successful Advance Care Planning: A Delphi Panel Consensus. J Pain Symptom Manage, 55（2）:245-55.e8, 2018.〕

ます。だから，医療者と患者・家族間で重篤な疾患についてのコミュニケーションを取っておくことは目標に一致したケアの提供を可能にし，コミュニケーションを評価すること自体が患者の安全の向上につながるとの論調です。

研究では，SudoreたちがACP研究において推奨されるアウトカムに関する国際デルファイ研究を行いましたが，目標と一致したケアの提供が最も重要視されました（表5）。EAPCが行ったACPに関する国際合意でも，推奨されるアウトカムの中に含まれています（2章の 表4 ➡ p.26）。「目標と一致したケア」がACPの主要評価項目であることには，国際的な論調からは疑いの余地がないように思われます。そうはいっても，この測定は「言うは易く，行うは難し」です。

なぜなら，

- カルテに意向がほとんど記載されていないか，記載されていても治療とは関連のないものが多い
- 患者の意向は経時的に変化する
- 何をもって「一致」と呼ぶかが定まっていない

からです。

ACPの古典的研究であるDeteringらの研究では，「目標に一貫したケア」が受けられたかどうかをカルテ記載から推定する形で示しました[17]。一方，Johnsonらの研究では，遺族にのみ「目標に一致したケア」が受けられたかを確認しました[18]。これら全く異なる方法が複数あることは，妥当性の検証された測定方法がないことを意味します。どのような介入が目標に一致したケアにつながるかの概念枠組みは提案されていますが，妥当性の検証された測定方法の開発が今後の課題です（図9）[19]。

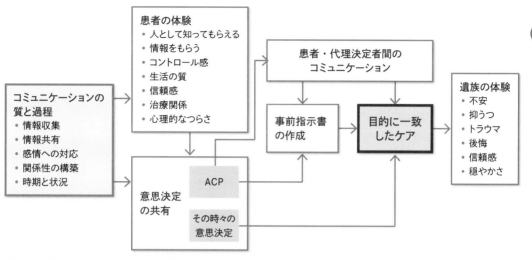

図9 目標と一致したケアの概念枠組み

〔Sanders JJ, Curtis JR, Tulsky JA: Achieving goal-concordant care: a conceptual model and approach to measuring serious illness communication and its impact. J Palliat Med, 21(S2):S17-27, 2018.〕

文献

1) Clayton JM, Butow PN, Tattersall MH, et al.: Randomized controlled trial of a prompt list to help advanced cancer patients and their caregivers to ask questions about prognosis and end-of-life care. J Clin Oncol, 25(6):715-23, 2007.
📖 緩和ケアにおける質問促進リストのランダム化比較試験です。

2) Curtis JR, Downey L, Back AL, et al.: Effect of a patient and clinician communication-priming intervention on patient-reported goals-of-care discussions between patients with serious illness and clinicians: a randomized clinical trial. JAMA Intern Med, 178(7):930-40, 2018.
📖 Jumpstarts-Tips を活用したランダム化比較試験です。

3) Basch E, Deal AM, Dueck AC, et al.: Overall survival results of a trial assessing patient-reported outcomes for symptom monitoring during routine cancer treatment. JAMA, 318(2):197-8, 2017.
📖 がん治療を受ける患者で電子的に症状モニタリングをすることで，生存期間が延長することを報告したランダム化比較試験です。

4) Epstein RM, Street RL Jr: Patient-Centered Communication in Cancer Care: Promoting Healing and Reducing Suffering. Bethesda, MD: National Cancer Institute, NIH, 2007.
📖 がん医療における患者中心のコミュニケーションについてのモノグラフです (200 ページ以上あります)。

5) Epstein RM, Duberstein PR, Fenton JJ, et al.: Effect of a patient-centered communication intervention on oncologist-patient communication,quality of life, and health care utilization in advanced cancer: The VOICE randomized clinical trial. JAMA Oncol, 3(1):92-100, 2017.
📖 VOICE と呼ばれる複合的介入のランダム化比較試験です。

6) Hoerger M, Epstein RM, Winters PC, et al.: Values and options in cancer care(VOICE): study design and rationale for a patient-centered communication and decision-making intervention for physicians, patients with advanced cancer, and their caregivers. BMC Cancer, 13:188, 2013.
📖 VOICE のプロトコールペーパーです。ecological model についても書かれています。

7) Fujimori M, Shirai Y, Asai M, et al.: Effect of communication skills training program for oncologists based on patient preferences for communication when receiving bad news: a randomized controlled trial. J Clin Oncol, 32(20):2166-72, 2014.
📖 日本で開発されたコミュニケーションスキルトレーニング (CST) である SHARE の効果を示したランダム化比較試験です。

8) Back AL, Arnold RM, Baile WF, et al.: Efficacy of communication skills training for giving bad news and discussing transitions to palliative care. Arch Intern Med, 167(5):453-60, 2007.
📖 腫瘍内科の後期研修医を対象に，OncoTalk のワークショップに参加することで新たなスキルが習得できることを示した前後比較試験です。

9）Curtis JR, Back AL, Ford DW, et al.: Effect of communication skills training for residents and nurse practitioners on quality of communication with patients with serious illness: a randomized trial. JAMA, 310(21):2271-81, 2013. doi:10.1001/jama.2013.282081

　　　内科とNPの研修中の医療者を対象にしたCSTのランダム化比較試験です。

10）Moore PM, Rivera S, Bravo-Soto GA, et al.: Communication skills training for healthcare professionals working with people who have cancer. Cochrane Database Syst Rev, 7:CD003751, 2018.

　　　がん診療に関わる医療者を対象にしたCSTの系統的レビューです。

11）Bernacki RE, Block SD, American College of Physicians High Value Care Task Force: Communication about serious illness care goals: a review and synthesis of best practices. JAMA Intern Med, 174(12):1994-2003, 2014.

　　　重篤な疾患をもつ患者との話し合いについての，とてもよくまとまった総説です。

12）Bernacki R, Hutchings M, Vick J, et al.: Development of the serious illness care program: a randomised controlled trial of a palliative care communication intervention. BMJ Open, 5(10):e009032, 2015.

　　　SICPのランダム化比較試験のプロトコールペーパーです。

13）木澤義之，竹之内沙弥香（訳）：ACPによる支援のポイント，中外製薬. https://chugai-pharm.jp/content/dam/chugai/contents/bj/003/doc/bj003_psjh_j_01.pdf（2020年6月最終アクセス）

　　　重篤な病気をもつ患者との話し合いの手引き（SICG）の日本語版です。臨床現場に合うように，適宜改訂されます。

14）Bernacki R, Paladino J, Neville BA, et al.: Effect of the serious illness care program in outpatient oncology: a cluster randomized clinical trial. JAMA Intern Med, 179(6): 751-9, 2019.

　　　SICPのメインペーパーです。

15）Paladino J, Bernacki R, Neville BA, et al.: Evaluating an intervention to improve communication between Oncology clinicians and patients with life-limiting cancer: a cluster randomized clinical trial of the serious illness care program. JAMA Oncol, 5(6):801-9, 2019.

　　　SICPのプロセスアウトカムを報告した論文です。

16）Kiely BE, Stockler MR: Discussing prognosis, preferences, and end-of-life care in advanced cancer: we need to speak. JAMA Oncol, 5(6):788-9, 2019.

　　　SICPのランダム化比較試験へのコメントで，オーストラリアで予後告知の研究を進めてきた研究者たちが見解を述べています。

17）Detering KM, Hancock AD, Reade MC, et al.: The impact of advance care planning on end of life care in elderly patients: randomised controlled trial. BMJ, 340:c1345, 2010.

　　　4章でも紹介した入院高齢者対象のACPのランダム化比較試験で，カルテレビューから「意向に沿った終末期ケアの達成」の有無を評価しました。

18）Johnson SB, Butow PN, Bell ML, et al.: A randomised controlled trial of an advance care planning intervention for patients with incurable cancer. Br J Cancer, 119(10):1182-90, 2018.

　　　こちらも4章で触れたJohnson研究です。患者の希望が話し合われ，それに沿ったケアが提供されたかどうかという主要評価項目を遺族に尋ねました。

19）Sanders JJ, Curtis JR, Tulsky JA: Achieving goal-concordant care: a conceptual model and approach to measuring serious illness communication and its impact. J Palliat Med, 21(S2):S17-27, 2018.

　　　「患者の目標（意向・希望）に一致したケア」についての概念枠組みを示しました。

- 終末期に受ける治療について，口頭だけの説明よりビデオを用いた説明を行うことで，より多くの患者は延命治療より苦痛緩和を重視する治療を選ぶようになり，心肺蘇生を希望しなくなった。

- 患者にとって，医療者と相談しながら ACP を進めるのは簡単ではない。自宅でウェブサイトを見ながら知識を得たり考えたりできればどんなによいだろう，そのようなニーズに応えるのが PREPARE というウェブサイトである。慢性疾患をもつ患者が PREPARE を用いることで，ACP の記載が有意に増えることがわかった。

- 望ましい予後告知のあり方を調べるために，国内外でビデオを用いた実験心理学的研究が行われている。「余命を知りたい」という患者に，わかる範囲で中央値と一緒に余命の幅を伝えることは，「わからない」と答えるよりも，患者の不安をかき立てることなく不確実性を減らし，満足度を高めることがわかった。

Volandes 研究
同じビデオを異なる患者集団に次々見せる

　　臨床現場での意思決定を支援する様々な意思決定支援ツールが作成されています。ここではその1つである，ビデオを用いて終末期の意思決定を支援する研究を見てみましょう。

▶ビデオ研究の背景

　　これまでは，医師がもしものことがあったら…という仮想的な状況を患者に（日本の場合は家族中心のことが多いですが）伝えながら，どのような治療を受けたいかを尋ねていました。例えば心臓マッサージや気管内挿管をはじめとする積極的な治療，輸液や抗菌薬投与などの一般的な内科治療，主に症状緩和を目的とした治療，などが含まれます。ただ，そのような「もしもの時」がどのような状況なのか，またどのような治療があるのかを患者が具体的に想像するのは難しいという課題がありました。テレビで心臓マッサージ

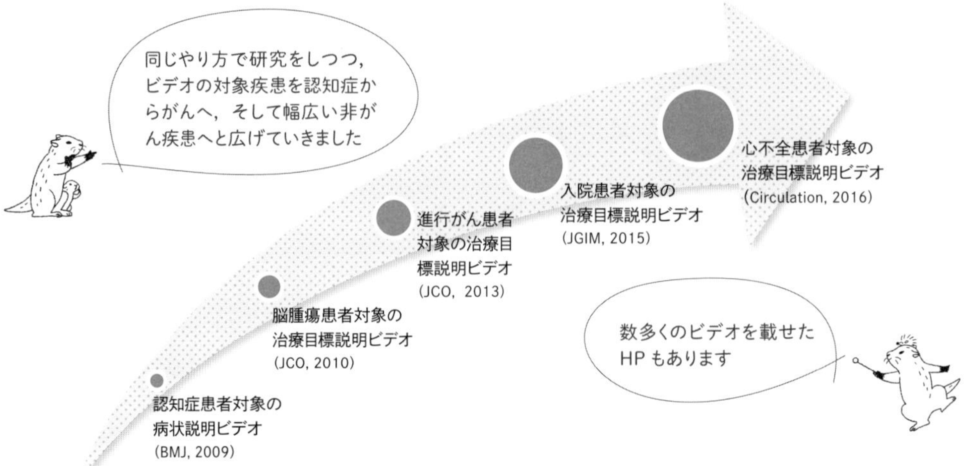

同じやり方で研究をしつつ，ビデオの対象疾患を認知症からがんへ，そして幅広い非がん疾患へと広げていきました

心不全患者対象の治療目標説明ビデオ（Circulation, 2016）

入院患者対象の治療目標説明ビデオ（JGIM, 2015）

進行がん患者対象の治療目標説明ビデオ（JCO, 2013）

脳腫瘍患者対象の治療目標説明ビデオ（JCO, 2010）

数多くのビデオを載せたHPもあります

認知症患者対象の病状説明ビデオ（BMJ, 2009）

BMJ: British Medical Journal　JCO: Journal of Clinical Oncology　JGIM: Journal of General Internal Medicine

図1 Volandes らの一連のビデオ研究——"VIDEO Consortium" グループ

の映像を見ていたとしても，実際の医療現場とは状況がかなり異なります。また，医療者によって説明も異なりますし，文書を用いたとしても重篤な病気をもつ患者が複雑な文字情報をどれくらい理解できるかはわかりません。

　ビデオを使った意思決定支援ツールを用いてこれらの課題を一気に解決し，しかもランダム化比較試験という質の高いデザインでその効果を検証しよう，と考えた研究者たちがいます。米国のマサチューセッツ総合病院の Volandes らをはじめとした，ハーバード系列の医療者たちです。彼らは病状や治療目標を説明するビデオを作成し，認知症，がん，入院患者，心不全などの患者を対象に，その効果を続けて調べていきました。また，その過程でその名も"VIDEO"というグループを作り，HP も作成しました（**図1**）。ここでは彼らの代表的な研究を見てみましょう。

● VIDEO
Video Images of Diseases for Ethical Outcomes, 直訳すると「倫理的なアウトカムのための病気のビデオ画像」。

▶認知症の病状を説明するビデオ

　Volandes らは，まず高度認知症の病状説明について，同じ内容の口頭とビデオによる説明を準備しました[1]。ビデオは，ナーシングホーム入所中の80歳の女性患者と2人の娘が登場する，2分間の短い映像です。「高度認知症とは，長年にわたるアルツハイマー病や脳卒中などによる治癒不能の病気で，他人と意思疎通ができず，介助なしでは歩けず，自身で食べることもできない状態です」といった病状が実際の動画とともに説明されました。

表1 高度認知症になった時に受けたい治療の選択肢

受けたい治療	説明
延命を目的にした治療	延命するために病院ができることはすべて行います。これには，心肺蘇生が含まれます。心肺蘇生では，心臓が止まった時に心臓マッサージをしたり，電気を使って心臓にショックを与えたり，喉から肺にチューブを通して人工呼吸器につないだり，集中治療室で行う他の処置が含まれます。
限定的な治療 （基本的な内科治療）	身体や精神の機能を保つことを目的にした治療です。身体や精神の機能によって受ける治療は異なります。例えば，抗菌薬の注射や入院が含まれます。しかし，心肺蘇生や集中治療室での治療は含まれません。
苦痛緩和を目的にした治療	苦痛緩和を最大限に行うことを目的にした治療です。痛みなどの症状をやわらげる治療だけを行います。痛みをやわらげ，できるだけ痛みなく過ごすことが目的です。心臓マッサージや人工呼吸，集中治療室での治療は含まれず，一般的に注射や入院も行いません。
わからない	

〔Volandes AE, Paasche-Orlow MK, Barry MJ, et al.: Video decision support tool for advance care planning in dementia: randomised controlled trial. BMJ,338:b2159, 2009.〕

　対象はプライマリケアの外来に通院し，認知機能に障害のない65歳以上の患者です。計200名が，ビデオ説明群と口頭説明群に割り付けられました。ビデオ説明群では，口頭説明を受けた後ビデオを視聴しました。

　主要評価項目は，もし高度認知症になったとしたら，どのようなケアを受けたいかという意向です。**表1**のような4つの選択肢が設定されました（「延命を目的にした治療」「限定的な治療」「苦痛緩和を目的にした治療」「わからない」）。「限定的な治療」と「苦痛緩和を目的にした治療」（comfort care といいます）の違いは日本では少しわかりにくいですが，米国のホスピスでは入院する，抗菌薬の点滴をする，といったことは通常行わないので，別にされています。日本の在宅・ホスピスではある程度の医学治療を行うところも多いでしょうから，2つはほぼ一緒ともいえます。

　主な結果を**図2**に示します。口頭説明群に比べて，ビデオ説明群では，より多くの患者が説明直後に苦痛緩和を目的にした治療を選び，6週間後も意向が変わることは少ないことがわかりました。さらに，図では示していませんが，認知症に対する知識も説明前後で増えました。

　これは高齢者を対象に，ビデオを用いて終末期の意思決定の効果を調べた初めての研究です。ビデオ介入のランダム化比較試験の実施が可能であることが示されました。また，今後は様々な疾患に対して，病状説明だけでなく治療の説明を行うビデオを用いて同様の研究ができることを予告しました。

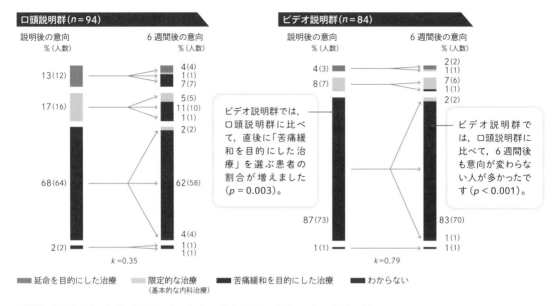

図2 口頭説明とビデオ説明を受けた後の治療目標の意向の違い(認知症)

〔Volandes AE, Paasche-Orlow MK, Barry MJ, et al.: Video decision support tool for advance care planning in dementia: randomised controlled trial. BMJ,338:b2159, 2009.〕

▷がん患者に治療目標を説明するビデオ

　彼らは次に，**表1**にあるような3つの治療目標を説明するビデオを作りました(**図3**)[2]。まず，一施設の外来で脳腫瘍患者50名を対象に，治療目標を口頭で説明する群と，ビデオで説明する群に分けました。そして，説明の後，もしがんが非常に進んだ時に3つの治療のうちどれを選ぶかの意向を尋ねました(主要評価項目)。

　すると，ビデオで説明を受けた患者では，延命治療を選ぶ人はおらず，口頭説明のみを受けた患者に比べて苦痛緩和を選ぶ割合が高くなりました(**図4**)。副次的評価項目として，ビデオで説明を受けた患者のほうが，心肺蘇生について正確な知識が増え，自分の決断に自信がもてたことがわかりました。実際に予後の不良な患者がこのようなビデオを見て大丈夫かな，という懸念がありますが，ほとんどの患者はビデオがとても有用だった(78.3%)，絶対に他人にも勧めたい(82.6%)と答えました。この研究により，より終末期ケアが自分事として考えられうる患者でも，ビデオの効果はあることが示されました。

　Volandesらはその後，ビデオを普及するために，がんの部位を問わず進行がん全般の患者を対象に多施設の外来で同様の研究を行いました[3]。自分の余命が1年以内ということを知っている150名

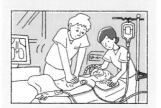

▶延命治療ビデオ
- 集中治療室で人工呼吸器につながれ，人工呼吸の設定が行われている
- 静脈ルートから様々な静注薬投与
- 挿管や人工呼吸をしている

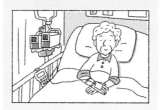

▶基本的な内科治療ビデオ
- 末梢静脈ルートから抗菌薬投与
- 一般病棟入院
- 経鼻酸素投与

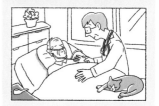

▶苦痛緩和ビデオ
- 在宅ホスピスで鎮痛薬投与
- 在宅酸素で穏やか
- セルフケアができる患者に医療者が付き添う

図3 3つの治療目標を説明するビデオ

〔El-Jawahri A, Podgurski LM, Eichler AF, et al.: Use of video to facilitate end-of-life discussions with patients with cancer: a randomized controlled trial. J Clin Oncol, 28 (2):305-10, 2010.〕

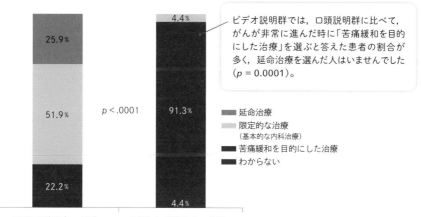

ビデオ説明群では，口頭説明群に比べて，がんが非常に進んだ時に「苦痛緩和を目的にした治療」を選ぶと答えた患者の割合が多く，延命治療を選んだ人はいませんでした（$p = 0.0001$）。

■ 延命治療
▨ 限定的な治療（基本的な内科治療）
■ 苦痛緩和を目的にした治療
■ わからない

図4 口頭説明とビデオ説明を受けた後の治療目標の意向の違い（脳腫瘍）

〔El-Jawahri A, Podgurski LM, Eichler AF, et al.: Use of video to facilitate end-of-life discussions with patients with cancer: a randomized controlled trial. J Clin Oncol, 28 (2) :305-10, 2010. 〕

の進行がん患者が，口頭説明群とビデオ説明群に分けられました。主要評価項目は，「もし入院中に心臓が止まったら心肺蘇生をしてほしいかどうか」です。心肺蘇生の知識や，6〜8週間後の心肺蘇生の意向も尋ねました。こちらもほぼ同じ結果でした。口頭説明のみを受けた患者に比べて，口頭に加えてビデオでの説明も受けた患者では，心肺停止時に心肺蘇生を希望する割合が減り，約2か月後もだいたい同じ意向が保たれました。心肺蘇生についての正確な知識も増え，大半の患者がビデオは有用で他人に勧めたいと答えました。

Volandes らによる一連の研究は，ちょうど世界中で YouTube などビデオから簡単に様々な情報を得ることも普通になっていたこともあり，時代の波に乗った試みともいえます。研究グループはますます勢いを得て，他の疾患にも研究の対象を広げていきました。

▷心不全患者に治療目標を説明するビデオ

　もう1つだけ，同系列の研究をご紹介します。日本でも心不全に対する緩和ケアが注目されるようになりましたが，米国では以前から心不全患者は緩和ケアやホスピスケアを受けています。ただ心不全は原疾患に対する治療が緩和にもつながること，入退院を繰り返すことで，いつがACPを始めるタイミングかがわかりづらいという特徴があります。Volandes らは，心不全においても同様のビデオ介入が効果的ではないかと考えました。

　米国の7つの教育病院の外来・入院で治療を受けている64歳以上の進行心不全患者246名が対象になりました[4]。ほとんどがNYHA III/IV，つまり高度な身体活動の制限のある中等度から重度の心不全患者です。介入群ではこれまでの研究と同じく，3つの治療目標について口頭説明とビデオを用いた説明を受けました。また，ACPについてのチェックリストが渡され，医師と話し合うように伝えられました（ACPのきっかけ作り）。

　心不全患者でも，同じような結果が得られました。ビデオ説明群では，より多くの患者が苦痛緩和を選びました（図5）。また，ビデオ説明群で有意に正確な知識が増え，心肺蘇生や気管挿管を希望する患者が少なくなりました。先行研究と同じく，ほとんどの患者が，ビデオを穏やかに見られた，他人に勧めたいと答えました。さらにビデオ説明群では，1か月後，3か月後に医療者と治療目標について話した患者の割合がより高いことがわかりました。

　実際の心不全患者が対象でもビデオにより大きな効果が得られたことは，意義深い結果でした。米国でも，心不全患者におけるACPは，その必要性が唱えられつつも，なかなか進まない領域でした。理由としては，患者の予後認識が乏しいこと，循環器領域に医師のコミュニケーションスキルトレーニングが行きわたっていないこと，医療者自身も今後の病状の見通しがつきにくいことなどが

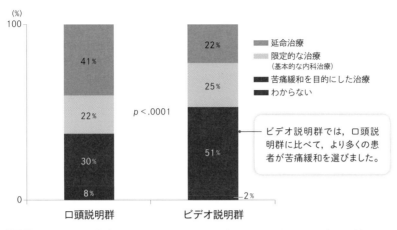

図5 口頭説明とビデオ説明を受けた後の治療目標の意向の違い（心不全）

〔El-Jawahri A, Paasche-Orlow MK, Matlock D, et al. : Randomized, controlled trial of an advance care planning video decision support tool for patients with advanced heart failure. Circulation, 134 (1):52-60, 2016.〕

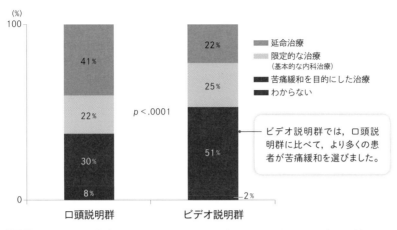内のラベル:

- 延命治療
- 限定的な治療（基本的な内科治療）
- 苦痛緩和を目的にした治療
- わからない

p <.0001

ビデオ説明群では，口頭説明群に比べて，より多くの患者が苦痛緩和を選びました。

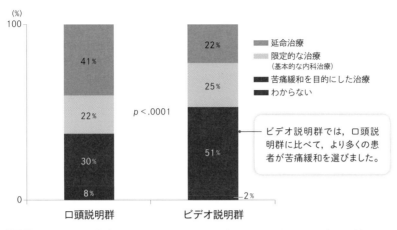の軸ラベル: 口頭説明群 / ビデオ説明群

考えられます。だからといって，患者がもしもの時の治療目標について情報提供がないままであれば，本人の希望に沿った治療やケアを考えるのは難しくなります。治療目標についてビデオを用いて情報提供をすることで，実際に医療者との話し合いが増えたことは，今後心不全の臨床現場で ACP を進めていく大きな後押しになると思われます。

　Volandes らの一連のビデオ研究について，より詳細を知りたい方は，彼らの HP をご参照ください（https://acpdecisions.org/）。

PREPARE 研究
一般の人向けのウェブサイトをデザインする

　これまでのビデオは，「病状説明」や「治療目標の選択肢の説明」と限定的で，3〜6分の単発のビデオでした。一方，ACP のプロセスには，自分の価値観を考えたり，自分の代わりに意思決定をしてくれる人を考えたり，家族に話したり，医師に話したり…と複雑なステップがあります。また，ACP を進めるには患者，家族，医療者，システム面での様々な障壁があります。単発のビデオや冊子で知識を得ても，なかなか複雑な過程には対応が困難です。そんな中，複雑な過程であっても，自分のペースで1つずつ段階を追ってACP の支援を受けられるウェブサイトができました。"PREPARE"です（https://prepareforyourcare.org/welcome）。

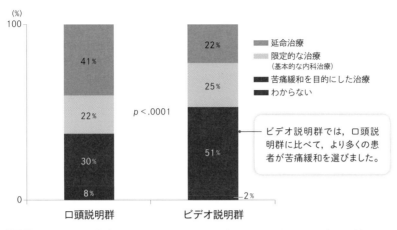

PREPARE は 5 段階のハウツーを示したビデオを用いています。
①代理決定者を指定してお願いする→②自分の大切にしたいこと
を考える→③代理決定者にどれだけ柔軟に考えてもらうか決める
→④他の家族にもそのことを伝える→⑤医療者にも自分の気持ち
を伝え，質問する，という方法がビデオとともにわかりやすく説明
されます。医療者が介在することなく，どこでも自由に ACP を始
められる利便性が PREPARE の目的であり，最大の利点です。

　PREPARE の効果はランダム化比較試験で示されました[5]。
Sudore らは，60 歳以上で 2 つ以上の慢性疾患をもつ患者を，
PREPARE ウェブサイト（＋AD 冊子）のグループと AD 冊子のみ
のグループに割り付けました。PREPARE のウェブサイトでは，1
つのステップに 10 分ずつ，全部で 1 時間程度かけてビデオを見た
り説明を読んだりしていきます。その過程で「私の希望のまとめ」
が印刷できます。自宅でできますが，本研究では対象者に研究のオ
フィスで視聴してもらいました。

　筆者もやってみたのですが，手軽とはいえ，
自分の「私の希望のまとめ」が印刷されてきた
時は，これで何かが決まるのかもと思うと
ちょっとドキドキしました…。

　PREPARE を見終わった後，参加者は何か 1 つ ACP のタスクを
行うべく自分の行動計画を立てます。その計画と，ウェブサイトの
ログイン情報，PREPARE の冊子，DVD などを家に持ち帰りまし
た。対照群では，AD 冊子を 5〜20 分で読むように言われました。
その後 1 年間，定期的に電話をして調査をしました。

　主要評価項目は，「9 か月後に電子カルテに新たな ACP 書類があ
るかどうか」です。法的な書類（AD や POLST など）だけではな
く，ACP に関する話し合いの記録も「書類」に含まれました。そ
の他，ACP への関与を示す尺度（ACP をこれからもしていきたい
意欲のようなものを数値化します）や一連のツールの使いやすさ，
抑うつや不安についても尋ねました。研究者らは，ACP を禁煙の
ように行動変容を促すプロセスと捉えています（行動変容モデ
ル）。人はいきなり行動に移るのではなくて，まずは考えたり話し
合ったりする心の準備ができて，自信がついて，計画して，ACP
の様々な行動に出る，というプロセスを踏むと考えたのです。彼ら

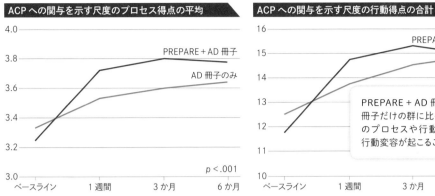

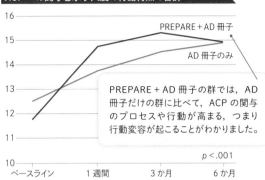

図6 PREPARE ＋ AD 冊子の効果

〔Sudore RL, Boscardin J, Feuz MA, et al.: Effect of the PREPARE website vs an easy-to-read advance directive on advance care planning documentation and engagement among veterans: a randomized clinical trial. JAMA Intern Med, 177 (8):1102-9, 2017.〕

が作成した「ACP への関与を示す尺度（Advance Care Planning Engagement Survey）」もそのモデルがもとになっています。

　結果です。計414名が研究に参加しました。9か月後の ACP 関連の書類の所持率は，PREPARE 群で35％，AD 冊子のみの群で27％と有意な差がありました（p=0.04）。ACP への関与を示す尺度でも，PREPARE 群のほうが，プロセス得点も行動得点も高いことがわかりました（図6）。「（ACP を）やってみよう」と思った人は，PREPARE ウェブサイトを見ている人のほうが多かったということになります。ツールの使いやすさ，6か月後の抑うつや不安には両群で差はありませんでした。

　この研究の一番の功績は，簡単なウェブサイトと冊子だけで，医療者や医療機関を介さず，ACP の行動変容を促しうることを示した点です。もちろん臨床内外を問わず，人（医師，看護師，ACP の相談員）がすべての患者において経時的に支援してくれると効果も見込めるでしょうが，現実問題そこまでのリソースはなかなかありません。また，「終末期」を想起させる話を医療者とすることには，患者・家族・医療者とも少なからずためらいがあります。自分の空いた時間で，見たい時に，自分の信頼できる人と，自宅でウェブサイトを見てみる。そして，これから受けたい・受けたくない治療やケアについて思いを馳せたい。そう望む人も少なくないでしょう。コンピューターのリテラシーがそれなりに必要なことから，この方法が万人に浸透するわけではありません。しかし，多くの国が高齢化社会，超高齢社会に突入する中，リソースの少ない地域でも患者主体に ACP が進められる点では，公衆衛生的に大きな意味が

あると考えられます。

アジアのビデオ研究
ランダム化比較試験で ACP 介入の効果を見る

▷韓国の ACP ビデオ研究

　韓国では，進行がん患者204名を対象に，ビデオと冊子を用いた意思決定支援を行うことで，終末期ケアの意向にどのような効果があるかを調べるランダム化比較試験が行われました[6]。8施設の外来・入院病棟で研究への参加を募りました。介入群には ACP に関するビデオと冊子が用いられました。内容としては計画と準備，延命治療，ホスピスケア，意思決定に患者の関与が必要であること，死について準備をする必要性，死についての認識，そして医療者・友人・家族との話し合いが必要なことやその方法，障壁などが含まれます。意思決定支援ツール（Decision Aid）ということで，International Patient Decision Aids Standards（IPDAS）の作成基準に沿って作成されました[7]。介入群のビデオは20分，冊子は43ページとかなりのボリュームです。対照群にはがん疼痛のビデオと冊子を用いた説明が行われました。こちらも23分のビデオ，26ページの冊子としっかりしています。

　介入前，介入直後，そして7週間後に，アウトカムを評価しました。主要評価項目は，致死的な疾患に罹患したと仮定した時の終末期ケアに関する意向（積極的治療，延命治療，ホスピスケア）の前後変化です。想定される余命は1年以内，数か月以内，そして数週間以内と設定されました。「積極的治療」には臨床試験も含まれます。「延命治療」には，ICU への入院，人工呼吸器の使用，心肺蘇生などが入ります。積極的治療と延命治療の違いがわかりにくいですが，「治療の意向」をどのように決めるかはどの国も悩むところなのでしょう（前述した Volandes らのビデオ研究では，治療の意向は「延命を目的にした治療」「限定的な治療」「苦痛緩和を目的にした治療」「わからない」で聞いていました。本研究では，妥当性の確認されていない，似て非なる独自の選択肢を主要評価項目として用いたことが，限界として挙げられています）。

　その結果，おおむね余命によらず，介入群で積極的治療や延命治療を希望しなくなる患者が有意に増え，ホスピスを希望する患者が

有意に増えました。例えば余命が数か月と仮定した場合，説明前は
積極的な治療を希望していたけれど説明を聞いた直後は希望しなく
なった患者は，介入群で19%，対照群で2%でした（$p < 0.001$）。
同様に，説明前はホスピスを希望していなかったけれど説明を聞い
た直後は希望するようになった患者は，介入群で21%，対照群で
5%でした（$p=0.001$）。7週間後に希望するようになった患者は介入
群で18.5%，対照群で2.5%でした（$p=0.001$）。その他，7週間後に
心肺蘇生についての知識が介入群で有意に向上しました。

　一方，ACPについて記載したい，意思決定において積極的な役割
を取りたいという意向には群間差がありませんでした。また，実際に
終末期ケアについての話し合いを行った割合や終末期ケアについて
の自身の意向を記載した割合，不安や抑うつ，意思決定に関する葛
藤など，長期的なアウトカムについても群間差がありませんでした。

　しっかりした方法論に基づいてビデオと冊子の意思決定支援ツー
ルを作成し，進行がん患者を対象に効果を示した研究は，米国以外
では初めてです。多施設で，しかも実際の進行がん患者を対象に，
「終末期ケア」や「死」について言及しながらこのような研究を完
遂するは大変な労力がかかったことと想像します。Volandesらの
一連の研究のように，今後，対象疾患を変えて本介入の効果を試し
ていくことが予想されます。

▶ 日本の ACP ビデオ研究

　日本でも，延命治療についての視覚資材を活用したACP介入の
探索的なランダム化比較試験が行われました[8]。慢性疾患を有する
高齢患者を対象に，介入群（ビデオを活用したACPの看護介入）と
対照群（口頭説明によるACPの看護介入）に割り付け，ケアの目標
の意向や延命治療の意向，代理決定者の選定，心肺蘇生についての
知識，ACPに対する心の準備に差が出るかを調べました。

　計220名の患者が参加しましたが，どのアウトカムにおいても
群間差は見られませんでした（ 図7 ）。これは，米国とは異なり日
本では延命治療を希望する患者が始めから5%もいなかったこと
で，介入の差が出にくかった可能性があります。しかし両群とも，
介入前後で代理決定者を選定した人が有意に増え，知識や心の準備
も有意に上昇しました。さらに，介入群では心肺蘇生を希望しない
患者が有意に増加しました。

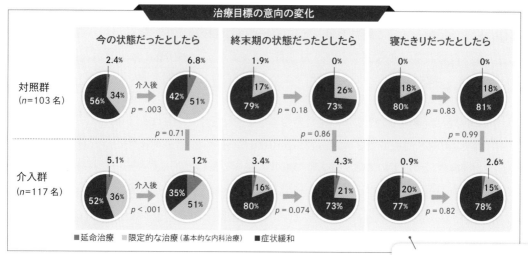

図 7 視覚資材を用いた ACP の説明の効果（日本でのランダム化比較試験）

〔Kizawa Y, Okada H, Kawahara T, et al.: Effects of brief nurse Advance Care Planning intervention with visual materials on goal-of-care preference of Japanese elderly patients with chronic disease: A pilot randomized-controlled trial. J Palliat Med, 23 (8) :1076-83, 2020.〕

> 延命治療を希望する人は，はじめからほとんどいませんでした。どのアウトカムにおいても群間差は見られませんでした。

> ACP のような文化や価値観が関わる領域では，欧米と同じような研究を行っても必ずしも同じ結果になるとは限りません。現場の課題に沿ってできる範囲で介入研究を行いつつ，実践知を積み上げていく時期かと思います。

実験心理学的研究

余命は伝えるほうがよいか

　「（終末期についての）話をする・しない」とアウトカムの因果関係をはっきりと示すには，横断的な調査研究や観察研究ではなく，本来ならランダム化比較試験が必要です。しかし，臨床的・倫理的にランダム化比較試験をするのが現実的でない場合も少なくありません。例えば終末期についての話し合いも 2 つの群に無作為に割り付けて，一方にははっきりと話す，他方には話さない，というのは困難です。

　そういう時，間接的な知見にはなりますが，「実験心理学的研究」が有用です。仮想症例をもとに患者・家族と医療者間のコミュニケーションをビデオで撮影し，それを被験者に見てもらい，どういう気持ちになったかを教えてもらいます。ここでは余命告知に関す

るビデオを用いた実験心理学的研究を2件紹介します。

▷余命告知の実験心理学的研究：海外の研究

1つ目はオランダでの研究です。心理学の研究者であるvan Vlietらは，乳がん患者・サバイバー51名と健常女性53名に4種類のビデオを見てもらう実験心理学的研究を行いました[9]。ビデオの内容は，医師が，再発転移をきたした乳がん患者に対し，余命をはっきりと伝える（中央値2年の説明を平易に行い，半年から4年の幅を伝える）か，わからないと言うか，共感的な言葉を添えるか，添えないか，の4種類でした。余命をはっきりと伝えるビデオ，伝えないビデオでの医師の台詞を 表2 に要約します。

被験者は，患者に余命をはっきりと伝えるビデオを見た後は，余命はわからないと伝えるビデオを見た後に比べて，有意に不確実性が減少し（$\beta = -0.36$; $p < 0.001$），自己効力感が上がり（$\beta = 0.2$; $p = 0.004$），満足度が上がりました（$\beta = 0.28$; $p < 0.001$）が，不安は特に強まりませんでした（$\beta = -0.04$; $p = 0.562$）。また，共感的な言葉を添える場合は，添えない場合に比べてこれら4つのアウトカムすべてが有意に改善しました。

仮想症例を用いた実験環境下ではありますが，間接的ではあれ，実験心理学的研究の方法論の妥当性は検証されています。予後告知の効果をランダム化比較試験で検証した初めての研究として，価値があります。

• β

βは標準偏回帰係数で，それぞれのアウトカムに対する余命を伝えるビデオの影響の向きと大きさを示します。

表2 オランダの実験心理学的研究で用いられた余命告知の医師の台詞

	台詞のまとめ
余命をはっきりと伝える	「あなたと同じがんで，転移のある患者さんを集めた研究からわかることは，50%の方が2年後も生きておられるということです。どういうことかと言いますと，半分の方たちが2年以内にお亡くなりになる一方で，残りの半分の方が2年以上生きられます。ある患者さんは半年くらいかもしれませんが，ある患者さんはもっと長く，4年くらい生きられるかもしれません」
余命を伝えない	「人によって異なりますので，余命を予測することはとても難しいのです。あなたの病気は，将来命に関わる可能性のあるとても深刻な病気です。私たちが確実に言えることはそれだけです。あなたと同じタイプのがんでも，とても長く生きる方もいれば，短い方もいます。テレビや雑誌でよく見る『あなたはこれくらいしか生きられません』といった意見は現実的ではありません。1人ひとりについてはわからないんですから。ですので，あなたにとってどうかは，私にはわかりません」

〔van Vliet LM, van der Wall E, Plum NM, et al.: Explicit prognostic information and reassurance about nonabandonment when entering palliative breast cancer care: findings from a scripted video-vignette study. J Clin Oncol, 31 (26):3242-9, 2013.〕

▶余命告知の実験心理学的研究：日本の研究

2つ目は日本での研究です[10]。明確にコミュニケーションをとる欧米の文化と異なる日本で同様の研究を行うと，患者はどのように感じるでしょうか。

乳がん術後で再発をきたしていない患者105名を対象に，オランダの研究と同様の転移再発のシナリオを用いて実験心理学的研究が行われました。前述の研究を主導したvan Vlietらも共同研究者として参加しました。ビデオでは，転移再発をきたした患者が，「私はあとどのくらいでしょうか」と尋ねました。それに対して，医師が「2年」という予後を典型的な幅とともにはっきりと伝えるか，わからないと伝えるか（2種類の言語的コミュニケーション），アイコンタクトをとるかどうか（2種類の非言語的コミュニケーション）の2×2＝4種類のビデオが作成されました。患者は全員4つのビデオを見ましたが，見る順番はランダムに割り付けられました（図8）。

主要評価項目は不確実性，副次的評価は満足度，不安，自己効力感（これからのことをうまくやっていけそうか）などです。不確実性は，「医師のコミュニケーションの仕方によって，あなたが自分の将来について，どの程度不確実だ（見通しが立たない）と思うようになったか，最も近い数字を選んでください」という質問を行い，「非常に確実だ（見通しが立つ）」〜「非常に不確実だ（見通しが立たない）」の**NRS** 0〜10で評価されました。ACPへの意向

● NRS
Numerical Rating Scale；本人が感じている程度（ここでは不確実性）を数字で評価するための指標。痛みや呼吸困難などの他，主観的感覚を測る尺度として広く使われている。

対象 根治術後の乳がん患者105名
介入 余命告知の有無・アイコンタクトの有無の4種類のビデオ

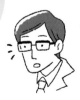

告知あり
「半分の方たちが2年以上生きられる一方で，残りの半分の方が2年以内にお亡くなりになります。ある患者さんはもっと長く，4年くらい生きられるかもしれませんが，ある患者さんは半年くらいかもしれません」

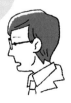

告知なし
「それはわかりません」

図8 余命告知の実験心理学的研究（日本）

は，「病状が悪化した場合のことについて伺います。 具合が悪く
なった時にいわゆる延命治療（心肺蘇生，人工呼吸など）をどこま
で受けるか，あるいは通院が難しくなった時にホスピス・緩和ケア
病棟やご自宅での療養を希望するか，などについて，今の時点で，
主治医とお話になりたいと思われますか？」という質問をし，選択
肢として「全く話したくない」～「とても話したい」の4件法で評
価されました。

　その結果，予後を「わからない」と伝えるビデオに比べて，「2
年」とはっきり伝えて幅も添えるビデオを見た後で，不確実性が有
意に下がり，満足度が有意に高まること，しかし不安は増悪しない
ことがわかりました。自己効力感に関しては変化がありませんでし
た（ 表3 ）。

　以上より，実験環境下という限界はあるものの，日本において
も，患者から予後を尋ねられた場合は，単にわからないと伝えるよ
りも，明確に伝えるほうが有用である可能性が示唆されました。も
ちろん実験環境下の間接的な知見は，実際の転移再発の知らせを受
けたばかりの患者とのやり取りに直接反映できるものではありませ
ん。実臨床では患者の状況や意向に応じて，余命を伝えるか伝えな
いか，伝えるとしたらどのように伝えるかを検討する必要があるこ
とは論をまちません。今後は，多くの日本人にとってよりよい伝え
方があるか，どのような患者にはどのような伝え方がよいかといっ
た個別化したコミュニケーションのあり方を探る実証研究ととも
に，実臨床での実践知の積み重ねが必要です。

表3 余命をはっきりと伝える効果

	平均 (SE)		差 (95% CI)	p
	告知あり	告知なし		
不確実性 (0〜10)	5.3 (0.2)	5.7 (0.2)	0.4 (0.04-0.8)	0.032
満足度 (0〜10)	5.6 (0.2)	5.2 (0.2)	−0.4 (−0.7, −0.1)	0.010
不安 (STAI-State, 20〜80)	0.06 (0.5)	0.6 (0.5)	0.6 (−0.3, 1.4)	0.198
自己効力感 (0〜10)	5.2 (0.2)	5.0 (0.2)	−0.2 (−0.6, 0.2)	0.277
ACP の話の意向 (1〜4)	2.7 (0.1)	2.7 (0.1)	−0.1 (−0.2, 0.1)	0.240

〔Mori M, Fujimori M, van Vliet LM, et al.: Explicit prognostic disclosure to Asian women with breast cancer:
a randomized, scripted video-vignette study (J-SUPPORT1601). Cancer 125:3320-9, 2019.〕

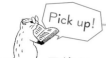

予後か，余命か

「**予**」後」(prognosis)と「余命」(life expectancy)は文献上も同義に使われることもありますが，前者のほうが広い概念です。「予後」には，余命だけではなく，今後の機能的な見通しや生活の質の全般的な経過，不確実であることなど，残された時間以外も包含します。一方「余命」は，「平均余命」などの表現からもわかるように，残された命の長さ・期間に焦点が当たっています。患者から予後について聞かれた場合，必ずしも数字を知りたい，という場合だけではないこともあります。

ビジュアル系の研究の意義
押さえるべきは手順に沿ったビデオ作製と目的の明確化

　ビジュアル系の研究＝ビデオ研究は日本でも有効な方法ですが，いくつかの注意点がありそうです。

　1つは，ビデオの作り方です。今日，視覚資材を作るためのガイドラインもかなりの数が出ています。例えば，医療者と患者のコミュニケーション場面では，研究対象と同じ属性の人たち（がん体験者，健常者など）と専門家（医師，コミュニケーション研究者）が台詞を確認して内的・外的妥当性を確認し，プロの役者が演技をする方法があります[9, 11]。また，Volandesらのビデオのように，より現実的な印象を強めるために役者ではなく医療者自身が出演してビデオを撮影する方法もあります[1]。一方，Decision Aidと呼ばれる意思決定支援のツールであれば，国際的な専門家が作成したInternational Patient Decision Aids Standards（IPDAS）の作成基準が定められています[7]。厳密性とともに，実際に運用する時にいかに患者に受け入れられやすいかも重要な要素になってきます。手順に沿って，「きちんと」作ることが重要です。「これを見せたらこう思うだろう」などというビデオの作り方はダメで，作製段階から当事者を含めて慎重に作製する必要があります。

　もう1つは，何を目的とするか，です。筆者らの研究チームで予備的なビデオを作製して終末期の意向の変化を探ってみましたが，もともと（ビデオを見る前から）「苦痛緩和（comfort）」を希望する人が圧倒的に多く，ビデオの効果ははっきりしませんでした。

Respecting Choices のところでも話題になったのですが，「今（ベースラインで）○%の人が△△という誤解をもっている／わからないと思っている／見当もつかないと思っている」から，そこにビデオ介入がありうるのであって，介入によってどんなメリットがどれくらい想定されるかをはっきりしておく必要があります。

> PREPARE のようなウェブサイトは，将来的には研究というよりも実装として求められるようにはなりそうです。ただし，作製にはかなりの労力と時間，そして丁寧さが必要です。

文献

1）Volandes AE, Paasche-Orlow MK, Barry MJ, et al.: Video decision support tool for advance care planning in dementia: randomised controlled trial. BMJ, 338:b2159, 2009.
　📖 認知症の症状を説明するビデオを用いた米国でのランダム化比較試験です。

2）El-Jawahri A, Podgurski LM, Eichler AF, et al.: Use of video to facilitate end-of-life　discussions with patients with cancer：a randomized controlled trial. J Clin Oncol, 28(2):305-10, 2010.
　📖 脳腫瘍患者を対象にしたビデオを用いた ACP のランダム化比較試験です。

3）Volandes AE, Paasche-Orlow MK, Mitchell SL, et al: Randomized controlled trial of a video decision support tool for cardiopulmonary resuscitation decision making in advanced cancer. J Clin Oncol, 31(3):380-6, 2012.
　📖 進行がん患者を対象にしたビデオを用いた ACP のランダム化比較試験です。

4）El-Jawahri A, Paasche-Orlow MK, Matlock D, et al.: Randomized, controlled trial of an advance care planning video decision support tool for patients with advanced heart failure. Circulation, 134(1):52-60, 2016.
　📖 心不全患者を対象にしたビデオを用いた ACP のランダム化比較試験です。

5）Sudore RL, Boscardin J, Feuz MA, et al.: Effect of the PREPARE website vs an easy-to-read advance directive on advance care planning documentation and engagement among veterans: a randomized clinical trial. JAMA Intern Med, 177(8):1102-9, 2017.
　📖 PREPARE のウェブサイトを用いたランダム化比較試験です。

6）Yun YH, Kang E, Park S, et al.: Efficacy of a decision aid consisting of a video and booklet on advance care planning for advanced cancer patients: randomized controlled trial. J Pain Symptom Manage, 58(6):940-8 e2, 2019.
　📖 ACP についてのビデオと冊子を用いた韓国でのランダム化比較試験です。

7）Joseph-Williams N, Newcombe R, Politi M, et al.: Toward minimum standards for certifying patient decision aids: a modified delphi consensus process. Med Decis Making, 34(6):699-710, 2014.
　📖 意思決定支援のツールである Decision Aid の作成基準です。

8）Kizawa Y, Okada H, Kawahara T, et al.: Effects of brief nurse Advance Care Planning intervention with visual materials on goal-of-care preference of Japanese elderly patients with chronic disease: A pilot randomized-controlled trial. J Palliat Med, 23(8):1076-83, 2020.
　📖 ACP についての視覚資材を用いた日本でのランダム化比較試験です。

9）van Vliet LM, van der Wall E, Plum NM, et al.: Explicit prognostic information and reassurance about nonabandonment when entering palliative breast cancer care: findings from a scripted video-vignette study. J Clin Oncol, 31(26):3242-9, 2013.
　📖 余命告知をする・しないの効果を調べたオランダでの実験心理学的研究です。

10）Mori M, Fujimori M, van Vliet LM, et al.: Explicit prognostic disclosure to asian women with breast cancer: a randomized, scripted video-vignette study(J-SUPPORT1601). Cancer, 125:3320-9, 2019.
　📖 9）と同様，余命告知の効果を調べた日本での実験心理学的研究です。

11）van Vliet LM, Hillen MA, van der Wall E, et al.: How to create and administer scripted video-vignettes in an experimental study on disclosure of a palliative breast cancer diagnosis. Patient Educ Couns, 91(1):56-64, 2013.
　📖 ビデオを用いた実験心理学的研究の方法論が紹介されています。

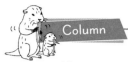

予後についての話し合い

● 予後を伝えることの難しさ

　「予後を伝える」ことは非常に繊細な課題です。疾患に対する治療が進歩してきているとはいえ，治癒しないと考えられる時，残された余命がある程度予測できる時，患者から予後を尋ねられたら医療者は伝えることが望ましいのでしょうか。

　筆者も，これまで20年近く，内科，腫瘍内科，血液内科，緩和ケア…と様々な臨床現場に身を置いてきましたが，予後について話し合う時，とても気を遣います。予後が不確実なものであるからだけではありません。ある程度幅をもって予測が可能な時もあります。伝えれば，患者はより正確な見通しをもとに今後の医療上あるいは生活上の意思決定ができる可能性が高まります。一方，患者・家族・医療者ともに，多かれ少なかれ「死」に直面せざるをえない状況になるからです。

● では，臨床ではどうするか？

　予測した「予後」をどのように伝えるのがよいか，その上でACPにどのように反映させ，継続的な支援をしていくとよいかについては，国内外で多くの研究が行われてきました。それらの知見から，患者から余命について尋ねられた場合にどうするか，臨床的に使えそうな考え方をまとめてみます。

- 個々の患者が余命の情報をなぜ知りたいと考えているのか，また，どの程度知りたいと希望しているのか，その思いの背景を確認する。
- 正確な余命予測が困難なこと，これまでの研究である程度の数字はわかるが1人ひとりに当てはまるかどうかはわからないこと，つまり不確実性があることについて言及する。
- その上で，患者の希望・ニーズに沿って余命を伝える。その際にはある程度広い幅をもたせて伝える。余命まで知りたくない場合は，あえて伝えないこともある。
- 不確実性が高いだけに，最善を望みつつ，万が一病勢が速い時に備えて日頃から先々のことを考えておくこと，医療チームとして一緒に考えていきたいことを伝える。
- 患者の不安が強い場合，余命の予測が困難な場合など，具体的な余命を伝えない場合は，後日話し合いをもつことを検討する。
- 患者の望んでいること，気がかりなどを伺った上で，"I"メッセージ（「私」を主語にして伝える方法）を使って希望，気がかり，考えることを話す。例えば，「私も〇〇になればいいなと思います。そして万が一〇〇となれば，〇〇さんがおっしゃったこと（個々の目標）ができなくなったりするのではないかと気になる部分もあります。〇〇（個々の目標）については，早めにしておいてもいいかなと思いますが，いかがでしょうか」。
- いずれの場合にも，伝えること自体が侵襲的にならないよう配慮を行いつつ（空気を読みながら），共感的な姿勢でコミュニケーションをとることが重要である。

7章

早期からの緩和ケアに続く流れの研究

Essence

• 進行がん患者に診断後早期から専門的な緩和ケアを行うことは，国際的に「早期からの緩和ケア」(Early Palliative Care：EPC)と呼ばれている。早期からの緩和ケアにより，症状や QOL が改善することが示されている。

• 早期からの緩和ケアでは，経過を通して ACP も行っていることが明らかになった。

• 早期から緩和ケアを受けた患者は，予後認識の改善，早期からのホスピスケア，終末期の過度な治療の減少など，ACP に関するアウトカムも改善することが示された。

　この章では，「早期からの緩和ケア」の一環として ACP が含まれる場合の効果について考えてみます。実臨床では「ACP だけ行う」ことはありません。原疾患の治療や症状緩和などの一部として，適宜 ACP を行うことが普通です。

> 痛みの緩和をしながら，痛みが落ち着いてきたら気がかりにあわせて今後のことも話題に出る感じです。

Temel 研究
早期からの緩和ケアの一部に ACP を入れた

　がん緩和ケアの領域では，Temel らが転移性肺がん患者における早期からの緩和ケアの効果を示したランダム化比較試験を 2010 年に New England Journal of Medicine に発表しました[1]。早期からの緩和ケアとは，進行がん患者に対して，診断後早期から専門的な緩和ケアを提供することです。この後，疾患を問わず重篤な疾患の患者に対する早期からの緩和ケアの研究が世界中で行われました。早期からの緩和ケアの内容として ACP が含まれていますので，ここでは ACP に焦点を当てて紹介します。

▷転移性肺がん患者に対する早期からの緩和ケア

Temel らの研究では，転移性肺がん患者 151 名が，早期からの緩和ケア群と通常ケア群に割り付けられました。早期からの緩和ケア群では，3 か月後の QOL・抑うつが改善し，生存期間が延長することが示されました（ 図1 ）[1-3]。それだけではなく，早期からの

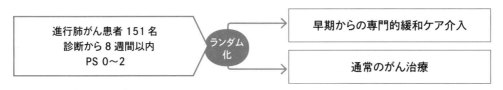

早期からの緩和ケア群
3 か月後の QOL ↑，抑うつ↓
予後認識↑，code status の記載↑，1 週間以上のホスピスケア↑
終末期の過度な治療↓，死亡前 60 日の化学療法↓（レジメン数：差なし）
生存期間↑（11.6 vs. 8.9 か月；p = 0.02）

図1 肺がん患者における早期からの緩和ケア

〔Temel JS, Greer JA, Muzikansky A, et al.: Early palliative care for patients with metastatic non-small-cell lung cancer. N Engl J Med, 363 (8):733-42, 2010.／Temel JS, Greer JA, Admane S, et al.: Longitudinal perceptions of prognosis and goals of therapy in patients with metastatic non-small-cell lung cancer: results of a randomized study of early palliative care. J Clin Oncol, 29 (17):2319-26, 2011.／Greer JA, Pirl WF, Jackson VA, et al.:Effect of early palliative care on chemotherapy use and end-of-life care in patients with metastatic non-small-cell lung cancer. J Clin Oncol, 30 (4):394-400, 2012.〕

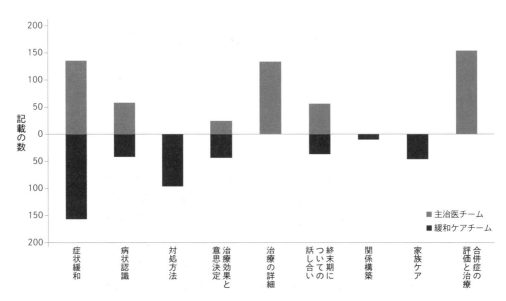

図2 早期からの緩和ケア：主治医チームと緩和ケアチームの介入

〔Yoong J, Park ER, Greer JA, et al.: Early palliative care in advanced lung cancer: a qualitative study. JAMA Intern Med, 173 (4):283-90, 2013.〕

緩和ケア群では，予後認識が改善し，心肺停止時にどんな治療を行うかのcode status（蘇生する・しないなど）の記載も増えました。さらに，死亡前60日間の化学療法や終末期の過度な治療が減り，死亡前1週間以上ホスピスケアを受ける人が増えました。

なぜこのような結果が出たのかを知るためにカルテを振り返ってみると，主治医チームに比べて，緩和ケアチームでは症状緩和や病状認識，終末期についての話し合いを補助するだけでなく，より患者の対処方法（コーピング）に言及したり家族ケアを行ったりしていることがわかりました（図2）[4]。主治医チームががん治療を切り口に患者に関わるのと並行して，これらの付加的な介入を行うことでACPに関連するアウトカムがよくなった可能性があります。

● **主治医チーム**
がん治療を担当している医師，看護師などによるチーム。

▷ 転移性肺がん・消化器がん患者に対する早期からの緩和ケア

Temelらは，その後対象を肺がん患者だけではなく消化器がん患者に広げて，同様の研究を行いました[5]。今度は，研究期間を通じてどのような緩和ケアを行ったのかを詳細にチェックしました。すると，症状緩和だけではなく，様々なコーピング支援や信頼関係（ラポール）の構築，病状理解や意思決定支援，ACPなど多岐にわたる支援を，期間を通じて行っていることがわかりました（図3）。

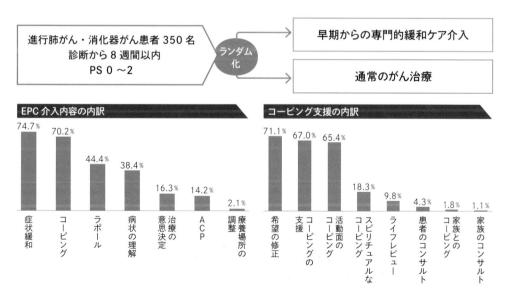

図3 肺・消化器がんにおける早期からの緩和ケア

〔Temel JS, Greer JA, El-Jawahri A, et al.: Effects of early integrated palliative care in patients with lung and GI cancer: a randomized clinical trial. J Clin Oncol, 35 (8):834-41, 2017.〕

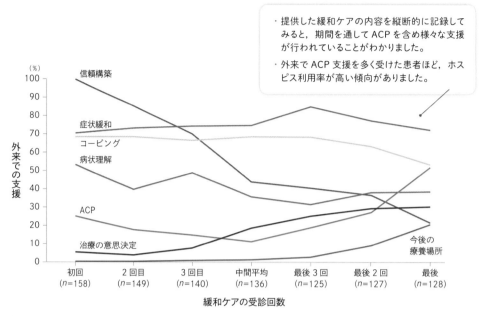

図4 早期からの緩和ケアでは期間を通して ACP を行う

〔Hoerger M, Greer JA, Jackson VA, et al.: Defining the elements of early palliative care that are associated with Patient-reported outcomes and the delivery of end-of-life care. J Clin Oncol, 36 (11):1096-102, 2018.〕

病状理解や治療の意思決定も広い意味での ACP の一部です。おおざっぱにいえば，「緩和ケアとは症状緩和，コーピングの支援，そして ACP」ともいえます。その結果，早期からの緩和ケア群において，24 週後の QOL と抑うつが有意に改善しただけでなく，予後認識の重要性が高まり，がん治療を担当している医師と終末期について話し合う頻度も増えました。

　介入内容を経時的に見てみると，早期からの緩和ケアでは期間を通してコーピングや病状理解の支援を行うだけでなく，ACP や治療の意思決定，今後の療養場所の支援を早期から少しずつ行っていることがわかりました（図4）[6]。そして，外来で ACP 支援を多く受けた患者ほどホスピス利用率が高い傾向にありました。

これらのことより，「早期からの緩和ケア」では症状緩和以外にも ACP やそれにともなう様々な支援が重要な要素であり，なんやかんやが相まって効果を発揮していることがわかります。

表1 がん治療と緩和ケアの統合：米国臨床腫瘍学会（ASCO）の推奨

推奨
- 進行がん患者は，入院・外来を問わず，早期から治療に並行して専門的緩和ケアを受けること

必須項目
- 患者・家族とのラポール形成
- 症状・つらさなどの緩和
- 病状・予後認識の探索と教育
- 治療目標の明確化
- コーピングに関するニーズの評価と支援
- 意思決定支援
- 他の医療者との連携・必要に応じた紹介

> このあたりの項目は
> ACPともいえます。

〔Ferrell BR, Temel JS, Temin S, et al.: Integration of palliative care into standard oncology care: american society of clinical oncology clinical practice guideline update. Clin Oncol, 35 (1):96-112, 2017.〕

▷ がん治療と緩和ケアの統合（IOP）のガイドライン

　ちょっと抽象的になりますが，早期からの緩和ケアの延長線上で，IOPと呼ばれるようになったがん治療と緩和ケアの統合（Integration of Oncology and Palliative Care）について触れておきます。

　原疾患の治療に加えて緩和ケアを提供することの意義は，疾患を問わず示されてきました。米国臨床腫瘍学会（American Society of Clinical Oncology：ASCO）では，「進行がん患者は，入院・外来を問わず，早期から治療に並行して専門的緩和ケアを受けること」と推奨しています（表1）[7]。また，緩和ケアの必須項目として，「病状・予後認識の探索と教育」「治療目標の明確化」「コーピングに関するニーズの評価と支援」「意思決定支援」「他の医療者との連携・必要に応じた紹介」を挙げています。これらはとりもなおさずACPといえます。

　もちろん，ACPを行うのは緩和ケアチームだけではありません。がんを治療する多職種チームが中心になります。がん治療に関わる医療者が行う緩和ケア（一次緩和ケア）には何が含まれるか，というデルファイ研究が，がん治療と緩和ケアの研究者の協働で行われました[8]。がん治療，がん看護，ソーシャルワーカーなどがん医療に携わる多職種の医療者が参加しました。それによると，8割近くの専門家が，ACPやコミュニケーション・意思決定の共有は一次緩和ケアに含まれると答えました（図5）。

　以上より，がん医療におけるACPは，がん治療に携わる主治医チームにも緩和ケアチームにもそれぞれに役割があることがわかります。患者ごとに双方の役割を明確にし，連携を高めることによって，効果的なACPが行われると思います。筆者の勤めている病院

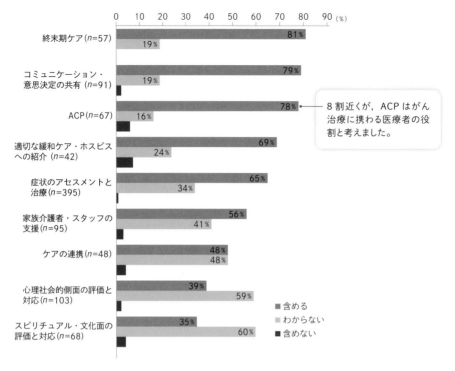

図5 **主治医チームによる「一次緩和ケア」の内容**

〔Bickel K, McNiff K, Buss MK, et al.: Defining high-quality palliative care in oncology practice: an American society of clinical oncology/American academy of hospice and palliative medicine guidance statement. J Oncol Pract, 12(9):e828-38, 2016.〕

でも，今後の治療やケアに関する重要な面談の前に，主治医から緩和ケアチームに声がかかることがあります。緩和ケアチームの医師よりも看護師が主に動き，患者・家族の認識，希望，気がかりや，終末期についての話し合いを行う心の準備を査定しながら適宜一緒に面談に入り，その後の支援も病棟看護師と行っていく，ということも少なくありません。

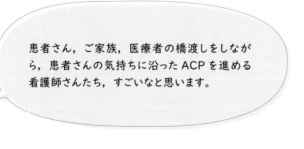

患者さん，ご家族，医療者の橋渡しをしながら，患者さんの気持ちに沿ったACPを進める看護師さんたち，すごいなと思います。

対象と方法の定式化が今後の課題

　　早期からの緩和ケアの研究は，「見た感じは一緒だけど中身はかなり違う」ものとして国内に輸入されました。「診断時からの緩和ケア」と呼ばれる国内の行政用語は，がんの診断時から（早期がんでも）患者・家族にトータルなケアを行うという意味ですが，国際的に使用される「早期からの緩和ケア」は，進行がん患者の診療には早い時期から専門緩和ケアチームも一緒に入るといった意味です。

　　ACP の文脈では，内視鏡でさくっと取れる胃がんの時に ACP ということはないでしょうから，国内の「診断時からの緩和ケア」ではなく，国際的な意味での「早期からの緩和ケア」のほうが適切な表現です。

　　緩和ケアチームの役割として，進行がん患者に適宜 ACP を行っているのはどこでも実施していることかと思いますが，今後，「どのような対象に，どのような方法で」を定式化していくことが課題になっていくと思われます。

文献

1）Temel JS, Greer JA, Muzikansky A, et al.: Early palliative care for patients with metastatic non-small-cell lung cancer. N Engl J Med, 363 (8):733-42, 2010.
　　転移性肺がん患者を対象に早期からの緩和ケアの効果を示した，画期的な研究です。

2）Temel JS, Greer JA, Admane S, et al.: Longitudinal perceptions of prognosis and goals of therapy in patients with metastatic non-small-cell lung cancer: results of a randomized study of early palliative care. J Clin Oncol, 29 (17):2319-26, 2011.
　　早期からの緩和ケアを受けた患者は，より予後認識が正確になりました。

3）Greer JA, Pirl WF, Jackson VA, et al.:Effect of early palliative care on chemotherapy use and end-of-life care in patients with metastatic non-small-cell lung cancer. J Clin Oncol, 30 (4):394-400, 2012.
　　早期からの緩和ケアを受けた患者は，終末期に化学療法を受ける割合が減り，より長い期間ホスピスケアを受けました。

4）Yoong J, Park ER, Greer JA, et al.: Early palliative care in advanced lung cancer: a qualitative study. JAMA Intern Med, 173 (4):283-90, 2013.
　　1）の研究の介入内容をカルテ記載から抽出したものです。ACP 関係の項目も挙げられました。

5）Temel JS, Greer JA, El-Jawahri A, et al.: Effects of early integrated palliative care in patients with lung and GI cancer: a randomized clinical trial. J Clin Oncol, 35 (8):834-41, 2017.
　　がん腫を消化器がんに広げ，早期からの緩和ケアのランダム化比較試験をしました。介入に ACP が含まれました。

6）Hoerger M, Greer JA, Jackson VA, et al.: Defining the elements of early palliative care that are associated with patient-reported outcomes and the delivery of end-of-life care. J Clin Oncol, 36 (11):1096-102, 2018.
　　早期からの緩和ケアの介入内容を経時的に示したところ，期間を通じて ACP をしていることがわかりました。

7）Ferrell BR, Temel JS, Temin S, et al.: Integration of palliative care into standard oncology care: american society of clinical oncology clinical practice guideline update. Clin Oncol, 35 (1):96-112, 2017.
　　がん治療と緩和ケアの統合についての ASCO のガイドライン。

8）Bickel KE, McNiff K, Buss MK, et al.: Defining high-quality palliative care in oncology practice: an American society of clinical oncology/American academy of hospice and palliative medicine guidance statement. J Oncol Pract, 12 (9):e828-38, 2016.
　　一次緩和ケアには何が含まれるかという学会合同のデルファイ研究です。

Part
III

ACP に関する
リアルワールドの
研究

8章
海外の ACP の観察研究

9章
日本の ACP 研究

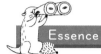

海外のACPの観察研究

8章

Essence

- 米国で，終末期についての話し合いが行われたかどうかと，様々な結果との関連を見た大規模な観察研究が2件行われた（CwC*，CanCORS**）。

- 医師が終末期についての話し合いを行った患者では，より本人の意向に沿った終末期ケアが受けられること，過度な終末期ケアが少なくなることがわかった。

- 終末期に過度な医療を受けた患者は，受けなかった患者に比べて死亡前1週間のQOLが有意に低く，終末期に受けた過度な治療の数が増えるほどQOLが下がることが示された。さらに，患者のQOLが良好なほど遺族のQOLも良好で，患者の死に対する心構えもできており，後悔も少ないことが示された。

- より早期から終末期についての話し合いを行うほど終末期の過度な医療が減り，ホスピスケアを受ける率が増えることが示された。

＊ **CwC**：Coping with Cancer
＊＊ **CanCORS**：Cancer Care Outcomes Research and Surveillance Consortium

　　これまで欧米で行われた前向き研究では，終末期ケアについての話し合いを早期から医療者と行った患者では，よりQOLが高く，つらさが少なく，より自分の意向に沿った治療が受けられたことがわかっています[1-3]。ただ実際は，終末期についての話し合いが行われる頻度は少なく，行われたとしても亡くなるわずか1か月前と遅いこと，多くの場合，主治医以外の医師から急性期病院入院中に行われるなど，多様な問題点や障壁があることが知られています[4,5]。

　　ACPがこれからの治療・ケアに関する患者を中心とした話し合いのプロセスだとしたら，「話し合い・コミュニケーション」はその重要な構成要素です。「アドバンス」（事前に）と付けるだけあって，終末期まで見据えた今後の話し合いを前もって（健康なうちから，比較的元気なうちから，日頃から）しておくことを指しますので，ACPとは「終末期についての話し合い」〔end-of-life（EOL）discussion（s）〕を日頃から行っておくプロセスともいえます。

　　「終末期についての話し合い」というと，どうしてもネガティブ

な語感が強まります。日本でも ACP については「人生の最終段階の医療や療養についての話し合い」と，より具体的な時期や内容を示唆する呼び方が使われています。最近は，下記のように呼ばれることも増えてきました。

> **ACP をどう呼ぶか？**
> ・「ケアの目標についての話し合い」
> Goals of Care (GOC) discussion
>
> ・「重篤な疾患におけるケアの目標についての話し合い」
> communication about serious illness care goals
>
> ・「ACP についての話し合い」
> ACP discussion

　これらは，基本的にほぼ同じ意味・状況で使われています[3,5-7]。より話し合いの在り方に焦点を当てた場合は，5章（⇒ p.67）で見たように「患者中心のコミュニケーション」（patient-centered communication）とも呼ばれます[6]。本書では先行研究で最も使われている「終末期についての話し合い（EOL discussion, EOLd）」という呼び方を使うようにします。

　終末期についての話し合いの目的は，そのまま ACP の目的にもつながります。つまり，患者・家族・医療者間の話し合いを通じて，医学的にも適切で，患者・家族の価値観，意向や目標に沿った終末期ケアを受けられるように支援すること，そして願わくば，生活の質（QOL）の向上や個々の患者・家族が感じる「幸せ」を支えることです。そう考えると，終末期についての話し合いを行うことは，医療者の本来的な役割であるともいえます。

　進行がんの場合，医師が患者・家族と価値観や目標，意向について話し合うのですが，その上で各論的な内容を話し合います。各論的な内容としては，「治癒不能であること」「積極的抗がん治療の中止〔best supportive care（BSC）への移行〕」「予後」「終末期の療養場所」「ホスピス」「急変時に心肺蘇生を行わないこと〔Do Not Attempt Resuscitate（DNAR）〕」などが含まれます[8-10]。大半の進行がん患者は，自身のがんが治癒できないとは十分に理解していないこと（あるいは否認などが働いて理解を表出していない）[10]，また，予後告知がなされなければ非現実的な長い予後を見込んでいたことが知られています[11]。したがって，少なくとも理論的には，患者が現実的な病状・予後認識をもち，これからの治療やケア，生活の優先事項について考えていくためには，医師からの情報

提供が重要，ということになります。

　終末期についての話し合いに関しては，ここ10年ほどで多くの研究が報告されました。主に米国で行われた Coping with Cancer（CwC）と Cancer Care Outcomes Research and Surveillance Consortium（CanCORS）という前向き**コホート研究**が代表的です。

●コホート研究
ある要因にさらされた集団（コホート）と，さらされていない集団を観察し，比較することで，要因と疾患・転帰の関連を検討する研究手法。

CwC コホート研究
終末期の話し合いをした患者・家族では
ケアのアウトカムが向上する可能性が示された

　CwC は，心理社会的な側面と患者ケア・遺族のメンタルヘルスとの関連を調べることを主目的にした前向きコホート研究です。**米国の大規模ながんセンター7施設**の外来で，2002年から2008年にかけて登録が行われました。対象者は，遠隔転移があり一次治療に反応しない進行がんを有する患者とその家族（配偶者や成人した子どもなど）です。コホート全体では計638名の患者が参加し（参加率70%），その中で様々な付帯研究が行われました。

　終末期についての話し合いの研究の嚆矢（こうし）として重要視されるのは，Wright らが報告した2008年の論文でしょう[3]。CwC データの中から，死亡した322名の終末期がん患者（生存期間の中央値4.4か月）を対象に，医師と終末期についての話し合いを行った群，行わなかった群に分け，終末期ケアに関するアウトカムを比較しました（**図1**）。登録時のインタビューで様々な心理社会的な項目について聞いていますが，本研究では，「終末期に，どのようなケアを受けたいかについて医師と話されましたか（Have you and your doctor discussed any particular wishes you have about the care you would want to receive if you were dying?）」と質問し，「はい」と答えた群を「終末期についての話し合いあり」としました。また，患者の死亡後2～3週間以内にカルテをレビュー

●米国の大規模な
がんセンター7施設
エール大学，マサチューセッツ総合病院，ダナー・ファーバーがん研究所など。

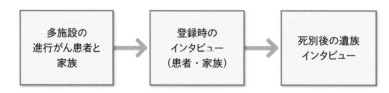

図1　コホート研究 CwC のデザイン
〔Wright AA, Zhang B, Ray A, et al.: Associations between end-of-life discussions, patient mental health, medical care near death, and caregiver bereavement adjustment. JAMA, 300 (14):1665-73, 2008.〕

して患者が受けた終末期ケアを同定し，死亡後半年程度で遺族を対象にインタビューを行いました。終末期についての話し合いを行った群，行っていない群は，それぞれ背景も異なりますので，**傾向スコアマッチング**という補正を行っています。

● **傾向スコアマッチング**
群間の比較でランダム化ができない場合に，背景因子のズレを群間で揃える統計学的手法。

以下は主な結果です。

CwC コホート研究の主な結果

・終末期についての話し合いを行った患者は少数派で，37% にとどまりました。

・終末期についての話し合いを行った患者で，抑うつや悲しみ，恐れや不安が増えることはなく，精神疾患〔大うつ病，全般性不安障害，パニック障害，心的外傷後ストレス障害（PTSD）など〕が増えることもありませんでした。

・終末期についての話し合いを行った患者では，行わなかった患者と比べて，有意に自身の病期が終末期であることを受け入れ，余命を知りたいと希望し，延命より症状緩和に重きを置き，ICU で最期を迎えることに反対していました。また，より DNAR 指示が出されており，代理決定者の選定を行ったり，リビング・ウィルや永続的委任状（durable power of attorney）を作成したりするなど，より ACP に関する過程を進めていました（表1）[3]。

・医師と終末期についての話し合いを行った群では，行っていない群に比べて，終末期の過度な治療（死亡前1週間の ICU 入院，人工呼吸，心肺蘇生，化学療法，経管栄養）が減少し，早期からホスピスケアを受ける割合が増え，患者の意向に沿った終末期ケアや質の高い終末期ケアが提供されていたと報告されました（表1）[3]。

・さらに，終末期に過度な医療を受けた患者は，受けなかった患者に比べて死亡前1週間の QOL が有意に低く，終末期に受けた過度な治療の数が増えるほど QOL が下がることも示されました（図2）[3]。一方，ホスピスケアを受ける期間が長くなるほど，QOL が上がることもわかりました。

・終末期の過度な医療を受けなかった患者では，遺族の大うつ病，後悔がより少なく，患者の死に心構えがなかった割合が少ないこと，QOL が高いことがわかりました。さらに，患者の QOL が良好なほど遺族の QOL も良好で，患者の死に対する心構えもあり，後悔も少ないことが示されました。

・終末期についての話し合いを行うことで，延命治療が少なくなり命が短くなるのではという懸念がもたれそうですが，傾向スコアマッチングで群間の補正を行ったところ，両群で生存期間に有意な差を認めませんでした。

表1 終末期についての話し合い（EOLd）とアウトカムの関係

	人数（%）			修正オッズ比	p値
	終末期についての話し合い			（95%信頼区間）	
	合計（N=332）	あり（n=123）	なし（n=209）		
▶受容，移行，計画					
終末期であることを受容	125（37.7）	65（52.9）	60（28.7）	2.19（1.40-3.43）	< 0.001
余命を知りたい	242（72.9）	103（83.7）	139（66.5）	2.40（1.43-4.04）	< 0.001
延命より症状緩和を優先	245（73.8）	105（85.4）	140（70.0）	2.63（1.54-4.49）	< 0.001
ICUで死にたくない	118（35.5）	60（48.8）	58（27.8）	2.13（1.35-3.37）	< 0.001
DNAR指示あり	134（41.1）	75（63.0）	59（28.5）	3.12（1.98-4.90）	< 0.001
リビング・ウィル，永続的委任状，代理決定者の書類を作成	181（55.2）	86（71.7）	95（46.1）	1.96（1.25-3.07）	0.003
▶死亡前1週間の治療	332	123（37.0）	209（63.0）		
ICUへの入院	31（9.3）	5（4.1）	26（12.4）	0.35（0.14-0.90）	0.02
人工呼吸器の使用	25（7.5）	2（1.6）	23（11.0）	0.26（0.08-0.83）	0.02
心肺蘇生	15（4.5）	1（0.8）	14（6.7）	0.16（0.03-0.80）	0.02
化学療法	19（5.7）	5（4.1）	14（6.7）	0.36（0.13-1.03）	0.08
経管栄養	26（7.9）	11（8.9）	15（7.3）	1.30（0.55-3.10）	0.52
ホスピス利用	213（64.4）	93（76.2）	120（57.4）	1.50（0.91-2.48）	0.10
1週間以上のホスピス利用	173（52.3）	80（65.6）	93（44.5）	1.65（1.04-2.63）	0.03

〔Wright AA, Zhang B, Ray A, et al.: Associations between end-of-life discussions, patient mental health, medical care near death, and caregiver bereavement adjustment. JAMA, 300(14):1665-73, 2008.〕

進行がん患者との終末期についての話し合い，終末期であることの受容，治療の意向，計画，死亡前1週間の治療との関連を示しています

死亡前1週間のQOLについて，遺族が0（最も悪い）～10（最もよい）で答えました。

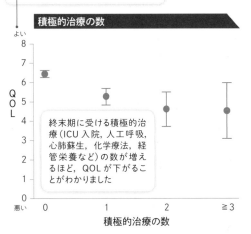

積極的治療の数

終末期に受ける積極的治療（ICU入院，人工呼吸，心肺蘇生，化学療法，経管栄養など）の数が増えるほど，QOLが下がることがわかりました

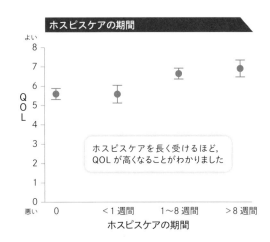

ホスピスケアの期間

ホスピスケアを長く受けるほど，QOLが高くなることがわかりました

図2 積極的な終末期ケアとQOL
〔Wright AA, Zhang B, Ray A, et al.: Associations between end-of-life discussions, patient mental health, medical care near death, and caregiver bereavement adjustment. JAMA, 300 (14):1665-73, 2008.〕

表2 CwC 研究と CanCORS 研究の比較

	CwC の付帯研究（Wright ら）	CanCORS の付帯研究（Mack ら）
デザイン	前向きコホート研究	前向きコホート研究
対象	● 特定のがんセンター通院中 ● 一次治療後進行した転移がん	● 5 つの地域，民間医療保険組織・退役軍人病院のがん登録をもとに診断直後から全登録 ● IV 期の肺がん・結腸直腸がん
EOLd の有無の評価時期	● 登録時一時点のインタビュー（横断的）	● 登録時と診断 15 か月後の二時点のインタビュー（縦断的） ● 診断 3 か月前から 15 か月後を通じて（縦断的）
EOLd の記録の詳細	● 患者・家族の報告（終末期に受けたいケアについての話し合いの有無） ● 話し合いをした時期，場所，内容，医師の詳細情報なし	● 患者・家族の報告（心肺蘇生・ホスピスについての話し合い） ● カルテ記載：ACP（DNAR 指示・ホスピス・緩和ケアなど），死亡場所（ホスピス，自宅，ナーシングホームなど）についての記述の有無 ● 複数ある場合は初回の記録が初回 EOLd とされる ● 時期，場所，内容，医師の詳細情報あり
代表性	低い	高い

CanCORS コホート研究
話し合いの詳細と終末期ケアの関連が示された

　　CwC の限界を越える大規模コホート研究が，ほぼ同時期に行われた CanCORS 研究です。CwC と CanCORS 研究の比較を表に示します（**表2**）。

　　米国の 5 つの地域のいずれかに在住しているか，5 つの民間医療保険組織あるいは 15 の退役軍人病院でケアを受けている肺がん・結腸・直腸がんの成人患者が対象です。がん登録データを活用して診断後数週間以内に同定できるように工夫されました（multiregional, population and health system-based cohort study）。2003 年から 2005 年にはすべての病期の患者を登録した，約 1 万人のレジストリとなりました。がんの診断後 4〜6 か月の間に，患者と，あるいは患者が死亡しているか病状が悪い場合は家族（代理決定者）と，登録時のインタビューが電話で行われました。回答率は 51%，連絡がついた患者のうち協力率は約 60% と比較的高い数字でした。登録時に同意が得られれば，診断後 15 か月の段階で患者・家族にフォローアップのインタビューも行われました。また，診断の 3 か月前から死亡時，あるいは診断後少なくとも 15 か月間のカルテレビューが行われました。

　　Mack らは，CanCORS データのうち，IV 期の患者を対象に 2 つの重要な論文を発表しました。

1つ目は，終末期についての話し合いがいつ，どこで，誰と，どの程度行われたかについての実態です[4]。もう1つは終末期についての話し合いと終末期ケアとの関連です[12]。「終末期についての話し合い」は，患者・家族が医師と蘇生やホスピスケアについて話したと答えた場合，「あり」とみなされました。また，終末期についての話し合いの有無はカルテ記載も参考にされ，ACP（DNAR指示，ホスピス，緩和ケアなど）や死亡場所（ホスピス，自宅，ナーシングホームなど）についての記述があった場合に「あり」とみなされました。複数ある場合は初回の記録が初回の終末期についての話し合いとされ，話し合いごとに日付，内容，医療者，入院中の話し合いかどうかが記録されました。

▶終末期についての話し合いの実態

　まずは終末期についての話し合いの実態です。IV期の患者2,155名のうち，73%で終末期についての話し合いが行われました。内容的には，心肺蘇生（46%），ホスピス（82%），緩和ケア（13%），ホスピス以外の終末期の療養場所（3%），その他のACP関連の話題（7%）が含まれていました。最初に終末期についての話し合いを行った医師は腫瘍内科医（49%），総合内科医（36%）が多く，臓器専門医（7%），緩和ケア医（6%），放射線治療医（4%），外科医（3%）は少数でした。初回の終末期についての話し合いは半数以上で入院中に行われました（55%）。

　観察期間中に死亡した患者においては，初回の終末期についての話し合いが行われたのは，死亡の1か月前（中央値33日）と，かなり間際になってからでした。やはり終末期についての話し合いはできれば避けたいと思う気持ちが患者側にも医師側にもある可能性があり，必須になるまで先延ばしにされることが多いためかもしれません。入院中に多かったということは，IV期であってもがんの診断や治療開始よりも，入院という出来事のほうが終末期についての話し合いのきっかけとしては強いことを示唆しています。米国では，外来で長い関係性のある主治医以外の医師が入院中のケアを提供することが多いため，入院中の話し合いはこれまでに関係性のほとんどない医師によって行われた可能性もあります。

　日本の場合は外来主治医が入院中のケアも担当することが多く，その場合は入院中であっても病状が落ち着いてから患者・家族と面談を行って終末期についての話し合いをもつことはちょうどよい

きっかけともいえます。ただ，やはり終末期についての話し合いが先延ばしになることを考えると，より早期から終末期についての話し合いを行える仕組みを作ることが求められます。

▶終末期についての話し合いと終末期ケアの関連

次はMackらの2つ目の報告です。CanCORSコホート研究のIV期の患者のうち，診断後1か月は生存し，カルテレビューが行われた1,231名（肺がん：1,009名，結腸直腸がん：222名）を対象に，患者・家族が終末期についての話し合いを行ったという認識がどのように終末期ケアと関連するかが解析されました[12]。主なアウトカムは終末期ケアで，終末期の過度な医療（aggressive EOL care），ホスピスケア，死亡前7日以内に開始されたホスピスケアが記録されました。"aggressive EOL care"の内容はCwCと同じく，Earleらにより終末期ケアの質の指標として用いられている基準を参考にしています。

"aggressive EOL care"は必ずしも「悪い」わけではなく，それを望む患者もいることは事実です。ただ大多数の患者が終末期のaggressive careを望んでいないこと，aggressive EOL careは様々な終末期の好ましくないアウトカムと関連していることから，終末期のaggressive EOL careが少ないことが質の指標として用いられています（医療制度の異なる日本で直接これらの項目が適用できるかどうかは，まだわかっていません）。CanCORSでは，死亡前2週間以内の化学療法，死亡前30日以内の1回以上の救急室受診・1回以上の入院・14日以上の入院・院内死亡，死亡前30日以内のICU入院のいずれかをaggressive EOL careとしています。

以下が主な結果です。

> **CanCORSコホート研究の主な結果**
> ・インタビューやカルテ記載をもとにすると，88％の患者が医師と何らかの終末期についての話し合いをしていました。話し合いのうち約40％が死亡前30日以内に行われ，40％でがん治療医が話し合いに加わっており，63％で入院中に行われていました。
>
> ・終末期ケアに関しては，ほぼ半数の患者が過度な医療を受けていました。6割弱の患者はホスピスケアを受けていましたが，15％では死亡前7日以内からのホスピスケア開始とその紹介が遅いことがわかりました。
>
> ・「医師と終末期についての話し合いをした」と答えた患者・家族

は有意に過度な医療を受ける確率が低く，ホスピスケアを受ける確率が高いことがわかりました。

・一方，（筆者としてはここが最も興味深いのですが）「終末期についての話し合いを行った」とカルテに記載してあるだけで，患者・家族は「終末期についての話し合いを行った」と答えていない患者では，過度な医療やホスピスケアとの有意な関連は見られませんでした。

・初回の終末期についての話し合いを行った時期に関して，死亡の30日以内のぎりぎりになってから行った患者に比べ，死亡の1か月以上前から事前に行っていた患者では，総じて過度な医療が有意に減り，ホスピスケアが増え，早期からホスピスに紹介されていることがわかりました。

・初回の終末期についての話し合いを行った時に入院していた患者は，死亡前1か月間に急性期ケアやICUケアを受ける率や死亡前1週間以内にホスピスに紹介になる率が有意に高くなっていました。

・初回の終末期についての話し合いをがん治療医と行った患者では，死亡前2週間以内の化学療法を受ける率が有意に高く，ホスピスケアを受ける率は高くなるものの死亡前7日以内の開始になる率が有意に高いことがわかりました。

　また，CanCORSの別の付帯研究で，転移性肺・結腸がん患者1,193名を対象とした解析をした場合，肺がん患者の69%，結腸がん患者の81%が，化学療法によりがんが根治できないとは考えていないことが示されました[10]（⇒ p.173）。さらに，医師とのコミュニケーションが良好と感じている患者ほど治癒不能とは考えていませんでした。つまり，多くの転移がん患者に治癒不能であることを伝えることで，患者の満足度が損なわれる可能性もあることが示唆されました。

CwC と CanCORS，2 つの研究の意義
リアルワールドの観察研究から治療・ケアの在り方を考える

　それまで医師は，終末期についての話し合いは患者にショックを与えるだけではないか，と大きな不安をもっていました（今でも洋の東西を問わずそのような不安は広くありますし，そのように感じ

ている患者・家族もおられることは事実です）。終末期についての話し合いを行った患者では抑うつや不安が増えないばかりか，その後長きにわたり患者・家族の多面的なアウトカムが向上する可能性が，JAMAという主要誌に発表されたことは，画期的でした。

　もちろん，終末期についての話し合いの直後に気持ちがつらくなる可能性は否定できませんし，自らの「死」を意識する話になるわけですから，多少なりとも気持ちがつらくなるのは自然なことかと思います。また，CwCは観察研究なので終末期についての話し合いとアウトカムとの因果関係まではわかりません。しかし，長期的に見れば，終末期についての話し合いを行った患者でより QOL が上がり，過度な治療が減り，ホスピスケアが受けられ，家族の精神的な健康度も増す可能性が示唆されたのです。

　終末期についての話し合いは，終末期の患者が今後どのような治療・ケアを受け，どこでどのように過ごしたいかを決めるには必要な情報を提供してくれます。患者が終末期についての話し合いを行う心の準備がある場合，少し気持ちがつらくなったとしてもそれを受け止め，本人・家族の意向に沿った治療・ケアの在り方を一緒に考えていくのが医療者の務めである，ともいえるかもしれません。

▶研究結果にもう一歩踏み込んでみると…

　その後，CwCコホートから別の研究結果も相次いで発表されました。終末期についての話し合いを行った群では，行わなかった群に比べて，患者の意向に一致した終末期ケアが有意に多かったこともわかりました[2,13]。

　一方，CwCにはいくつかの重要な限界があります。まず，米国の中でも比較的大規模ながんセンターの外来で行われたところに選択バイアスがあります。一次治療終了後にがんが進行した患者に限ったため，一次治療終了までに死亡された患者が終末期についての話し合いをしていたかはわかりません。また，終末期についての話し合いの有無が登録時での横断的な（cross-sectional）評価でのみ行われましたので，登録時のインタビューの後に話し合いがあった場合はデータに含まれません。終末期についての話し合いがいつ，どこで，誰と行われたかなどについてのデータはありませんでした。さらに，終末期についての話し合いの有無を患者・家族の報告のみに頼ったため，実際に行われた終末期についての話し合いがどれだけ反映（記憶）されているかは明らかではありませんでした。

CanCORS コホートからの本研究の功績は，CwC の知見から一歩進み，縦断的データをもとに終末期についての話し合いの詳細と終末期ケアの関連を示すことができたことにあります。観察研究ですので，因果関係までは結論できませんが，より早期（死亡の 30日以上前）から終末期についての話し合いを行うほど終末期の過度な医療が減り，ホスピスケアを受ける率が増えることが示されたことは大きな意義があります。日々の臨床では，進行期の患者であっても，ある程度体調が落ち着いている間は「いつが最期の 1 か月か」はわかりません。ですので，最期の 1 か月前後で体調がぐっと低下してくる頃，そして急性疾患などで入院することがきっかけになって，ようやく終末期についての話し合いを始めるということも不思議ではありません。ただ，体調がぐっと落ち込んでくる時期にはすでに不可逆的に活動度が戻りにくい時期に差し掛かっている可能性が高くなります（**図3**）[14]。最期 1 か月の時期が始まった段階から今後の過ごし方を考えだしても，できることが限られてしまう，というジレンマに陥ります。ですから，医療者は，患者の体調が比較的良好な時期から，（あまり先延ばしせずに）今後の話し合いをしておくのがよいかもしれません。

　CanCORS 研究で特に興味深いのは，どんなに医療者が終末期についての話し合いを行ったとカルテに記載していても，患者・家族がそれを認識していなければ終末期ケアに影響を与えない可能性が

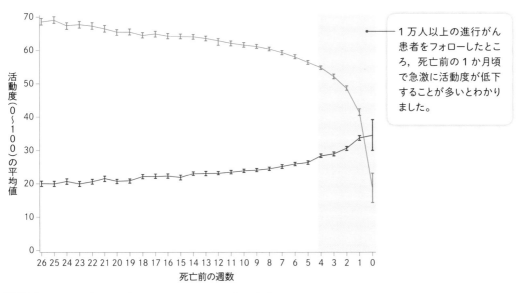

> 1 万人以上の進行がん患者をフォローしたところ，死亡前の 1 か月頃で急激に活動度が低下することが多いとわかりました。

図3 進行がん患者の PS（Performance Status）の変化

〔Seow H, Barbera L, Sutradhar R, et al.: Trajectory of performance status and symptom scores for patients with cancer during the last six months of life. J Clin Oncol, 29(9):1151-8, 2011.〕

表3 Ask-Tell-Ask

	意図	具体例
Ask	患者が自らの問題をどう理解しているか説明するように促す	「一番大切だと考えていることはどんなことですか」 「これまで○○について考えたことはありますか」 「病気について，どのように理解しておられるか，話してくださいますか」
Tell	必要であれば，わかりやすい言葉で，端的に情報を伝える	
Ask	患者が理解を示しているようであれば，その理解度を確認する	「どのように理解されたか，教えていただけますか」 「家に帰ったら，どなたに今日のことを話されますか」

> 患者がすでに知っていることを引き出すことで，関係性の構築に役立てられます。会話の導入となり，患者が知っていることに焦点を当てることで，患者に会話をリードするように促すことができます。

〔Smith TJ, Longo DL: Talking with patients about dying. N Engl J Med, 367(17):1651-2, 2012.〕

ある，ということです。医療者が話したと思っていても患者・家族はそう捉えていないことは臨床でもまま見受けられます。医療者のコミュニケーションの問題かもしれませんし，患者・家族が覚えていない，あるいは無意識に否認が働いている結果かもしれません。欧米では，医療者が伝えたことを患者・家族が理解しているかどうかを確認することが大切だといわれます。話の最後に「今日話し合ったことをどのようにご家族にお話されますか」などと質問し，患者・家族の言葉で話してもらう“Ask-Tell-Ask”のスキルも，理解を確認する上で時々使われます（表3）[15]。

▷日本の調査についても少しだけ

一方，日本では特に察し合う文化，「以心伝心」の文化があります。必ずしも終末期についての話し合いを明確に行うわけではありませんし，明確に理解度を尋ねる，というのも日常的になされているわけではありません。例えば，臨床腫瘍関係の医師を対象にした全国調査では，終末期についての話し合いを行うタイミングは話し合いの内容によりまちまちであることがわかりました（図4）[16]。

> これはそもそも医療に限ったことではなく，通常の生活において私たち日本人は，「ねえ，その時計，いくら?」とか，「具合悪いの?」とか，聞かずに察するという文化の中で暮らしています。

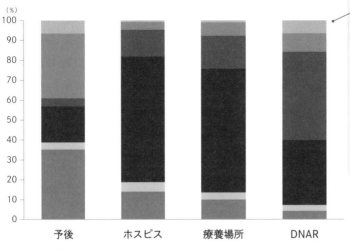

がん治療医 490 名が対象：「40 歳で新たに転移がんと診断された患者さんで，予後 2〜3 年が見込まれる時，予後，ホスピス，療養場所，DNAR についていつ話を始めますか」と尋ねました。その結果，話し合いの内容により，話し始める時期はまちまちであることがわかりました。

図4 終末期についての話を始める時期

〔Mori M, Shimizu C, Ogawa A, et al.: A national survey to systematically identify factors associated with oncologists ' attitudes toward end-of-life discussions: what determines timing of end-of-life discussions? Oncologist, 20 (11):1304-11, 2015.〕

　また，緩和ケアを受けたがん患者の遺族 9,000 名以上を対象にした大規模調査では，終末期についての話し合いがあった患者ほど，また亡くなる直前ではなく 1 か月以上前に話し合いがあったほど，遺族は終末期に受けたケアの質が有意に高く，望ましい死の達成が得られたと感じており，遺族の抑うつや複雑性悲嘆も少ないことが明らかになりました（ 図5 ）[17]。大規模調査とはいえ横断調査なので因果関係はわかりませんが，早くからこのような話し合いがあることは，悲嘆のプロセスともよい方向に関連していることがわかりました。

　日常臨床でも，患者・家族が今後の過ごし方を考える上でここはしっかりと伝えておきたいという点があれば，その部分については患者・家族の理解を確認し，話し合いを行うことを心がけておきたいと思います。

文献

1）Detering KM, Hancock AD, Reade MC, et al.: The impact of advance care planning on end of life care in elderly patients: randomised controlled trial. BMJ, 340:c1345, 2010.

2）Mack JW, Weeks JC, Wright AA, et al.: End-of-life discussions, goal attainment, and distress at the end of life: predictors and outcomes of receipt of care consistent with preferences. J Clin Oncol, 28(7):1203-8, 2010.

3）Wright AA, Zhang B, Ray A, et al.: Associations between end-of-life discussions, patient mental health, medical care near death, and caregiver bereavement adjustment. JAMA, 300(14):1665-73,2008.
　　終末期についての話し合いと患者・遺族アウトカムの関連を示した CwC の研究です。

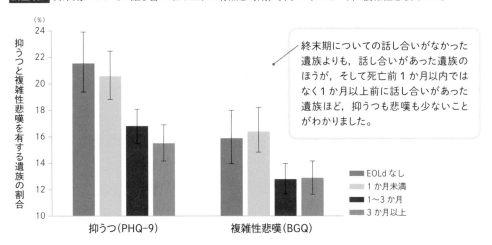

対象 75施設で専門緩和ケアを受けたがん患者の遺族 13,711名

調査項目 終末期についての話し合い（EOLd）の有無と時期，抑うつ（PHQ-9），複雑性悲嘆（BGQ）

終末期についての話し合いがなかった遺族よりも，話し合いがあった遺族のほうが，そして死亡前1か月以内ではなく1か月以上前に話し合いがあった遺族ほど，抑うつも悲嘆も少ないことがわかりました。

凡例：
- EOLdなし
- 1か月未満
- 1〜3か月
- 3か月以上

図5 終末期についての話し合いがあった時期と家族のメンタルヘルス

〔Yamaguchi T, Maeda I, Hatano Y, et al.: Effects of end-of-life discussions on the mental health of bereaved family members and quality of patient death and care. J Pain Symptom Manage, 54(1):17-26, e1, 2017.〕

4）Mack JW, Cronin A, Taback N, et al.: End-of-life care discussions among patients with advanced cancer: a cohort study. Ann Intern Med, 156(3):204-10, 2012.

　📖 終末期についての話し合いの実態を記したCanCORS研究です。

5）Bernacki RE, Block SD, American College of Physicians High Value Care Task F: Communication about serious illness care goals: a review and synthesis of best practices. JAMA Intern Med, 174(12):1994-2003, 2014.

6）Epstein RM, Duberstein PR, Fenton JJ, et al.: Effect of a patient-centered communication intervention on oncologist-patient communication, quality of life, and health care utilization in advanced cancer: the VOICE randomized clinical trial. JAMA Oncol,3(1):92-100, 2017.

7）You JJ, Downar J, Fowler RA, et al.: Barriers to goals of care discussions with seriously ill hospitalized patients and their families: a multicenter survey of clinicians. JAMA Intern Med, 175(4):549-56, 2015.

8）Keating NL, Landrum MB, Rogers SO Jr, et al.: Physician factors associated with discussions about end-of-life care. Cancer, 116(4):998-1006, 2010.

9）Otani H, Morita T, Esaki T, et al.:Burden on oncologists when communicating the discontinuation of anticancer treatment. Jpn J Clin Oncol, 41(8):999-1006, 2011.

10）Weeks JC, Catalano PJ, Cronin A, et al.: Patients' expectations about effects of chemotherapy for advanced cancer. N Engl J Med, 367(17):1616-25, 2012.

11）Enzinger AC, Zhang B, Schrag D, et al.: Outcomes of prognostic disclosure: associations with prognostic understanding, distress, and relationship with physician among patients with advanced cancer. J Clin Oncol, 33 (32):3809-16, 2015.

12）Mack JW, Cronin A, Keating NL, et al.: Associations between end-of-life discussion characteristics and care received near death: a prospective cohort study. J Clin Oncol, 30(35):4387-95, 2012.

13）Mack JW, Paulk ME, Viswanath K, et al.: Racial disparities in the outcomes of communication on medical care received near death. Arch Intern Med, 170(17):1533-40, 2010.

14）Seow H, Barbera L, Sutradhar R, et al.: Trajectory of performance status and symptom scores for patients with cancer during the last six months of life. J Clin Oncol, 29(9):1151-8, 2011.

15）Smith TJ, Longo DL: Talking with patients about dying. N Engl J Med, 367(17):1651-2, 2012.

16）Mori M, Shimizu C, Ogawa A, et al.: A national survey to systematically identify factors associated with oncologists' attitudes toward end-of-life discussions: what determines timing of end-of-life discussions? Oncologist, 20 (11):1304-11, 2015.

17）Yamaguchi T, Maeda I, Hatano Y, et al.: Effects of end-of-life discussions on the mental health of bereaved family members and quality of patient death and care. J Pain Symptom Manage, 54(1):17-26, e1, 2017.

9章

日本の ACP 研究

Essence

・日本では，1990 年代から ACP に関連した研究が報告されている。DANR（Do Not Attempt Resuscitate）や AD（Advance Directive），終末期についての話し合いに関する患者・家族，医療者の意向を調べた質問紙調査が大半を占める。これらの話し合いは，医師は患者とではなく，家族と行うことが多いことが示されている。

・2010 年代以降は，コミュニケーションや ACP に関する介入研究が行われるようになってきた。

・今後，日本の「和」の文化に合わせた ACP の開発や，その方法を検証する研究が求められている。

日本における過去 30 年間の ACP 研究

これまで見てきたように，患者の自己決定を重視するために事前指示（以下 AD）を書いておく，という欧米の個人主義的な考えから ACP は生まれました。そして，諸外国では法制度を整備しながら，患者を中心にはっきりと今後について話し合っていき，患者が許可すれば家族も巻き込みながら話し，決定内容を記録にも残していく，というように発展してきました。このような欧米の考えややり方をそっくりそのまま日本に適用するのは難しいのではないか，日本には日本独自の文化に沿った ACP の方法が必要ではないか。国内の多くの研究や臨床でそのような実感が語られています。その背景として， 表1 のような理由が挙げられています。

▶欧米と日本との比較研究

国内外の ACP について，具体的にはどのような違いがあるのでしょうか。文化間の類似点・相違点に関しては，cross-cultural study が参考になります。20 年以上前の研究では，日本では欧米と比べ，AD や代理決定者の指定は少ないものの，家族と相談して意思決定を行い，情緒的にもかえって比較的安定している傾向が見

表1 日本のACPに関する文化・環境

日本の特徴	説明・例
家族中心の意思決定	・「家族や医療者に意思決定をゆだねたい（お任せ）」という国民性，患者の意向がある。医療現場でも，患者の自己決定権は認識しながらも家族の意向をより重視する意思決定が見られる。 ・自己決定より，家族内の調和（「和」）を重んじる文化がある「関係配慮的な自己決定」ともいわれる）。
はっきりと自己主張をせず，間接的な表現を好む文化	京都で「ぶぶ漬け」を勧められたらそろそろ帰ることを促されている，というように，日本にはハイコンテクスト文化がある。その中で，はっきりと意向を表出せず，察し合う「以心伝心」も美徳とされてきた。医療以前の文化として，わざわざ言葉にする前に察することがよいコミュニケーションとされてきた。
「死」についての話題を避けること	死についての話は洋の東西を問わずタブー視される傾向がある。その中でも，日本では「死を意識せずに過ごす」ことが望ましい死と考えられることが欧米より多く，ACPは「縁起でもない話」と思われがちである。また，宗教への関心が最近はより薄れ，死について考える機会が少なくなってきた。
法律や制度	日本ではADや代理決定者の指定，生命維持治療に関する医師指示書（Physician Orders for Life-Sustaining Treatment: POLST）が法制化されていない。ADを書いても，DNARの意向を示しても，それが守られるとは限らない。

> 「お任せ」文化は英語論文でも"omakase" "entrusting decisions to physicians"という表現で紹介されています。

られました（Voltzらの研究。結果については後述します）。これらの結果は，個の自律や独立を重んじる欧米に比べ，伝統的に相互の関係性を重視する日本の実態をよく表しています。はっきりとは言わないけれども，なんとなく，あるいは暗黙の了解で家族にすべてをお任せするという姿勢は，今でもよく見られます。患者から明確にADを記載したり代理決定者を指定したりすることは理論的には大切ではあるものの，法的にも求められていません。「お任せ」文化，患者・家族間の関係性の中で，欧米ほどのストレスなく意思決定が進んでいくこともよく見られます。

意思決定と患者の自律性の日米比較の古典的な研究として，日米の医師・患者調査があります。日本では，米国と比べて，治癒できないがんの診断を「家族に最初に伝える」傾向があること，日本人患者・医師ともに，患者自身より，家族や医療者の意思決定により頼りがちであることが示されています[1]（図1）。

また，日本人医師は米国人医師より終末期患者に対してより積極的な治療を行う傾向があり，患者の意向があっても延命治療を中止することにためらいを感じることが知られています[2]。ただ，医療者の意識もこの数十年間で大きく変化してきています。

ここで，冒頭で紹介したVoltzらによる古典的な研究を紹介します。20年以上前になりますが，米国・ドイツ・日本のホスピスで患者159名・医療者93名を対象にACPに関連する調査が行われ

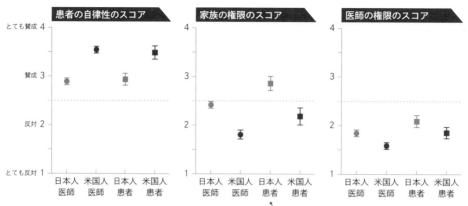

図1 日米の意思決定プロセスの差

〔Ruhnke GW, Wilson SR, Akamatsu T, et al.: Ethical decision making and patient autonomy: a comparison of physicians and patients in Japan and the United States. Chest, 118 (4):1172-82, 2000.〕

意思決定において，どの集団も患者の考えに最も重きを置き，次いで家族，医師の考えに重きを置いていました。日本では，米国より患者の考えに重きを置く傾向が少なく，家族や医師の考えにも重きを置く傾向が認められました。

ました[3]。日本では5施設のホスピスから，患者34名，医師14名，看護師24名が参加しました。ホスピスの少人数を対象とした研究で日本全体の代表性があるとはいえませんが，探索的な調査として参考になります。

ADに署名した患者は，米国79％，ドイツ18％に対して，日本は9％でした。正式な代理決定者がいる患者は，米国63％，ドイツ29％に対して，日本は0％でした（そもそも法制度化されていないので数字は比較しにくいのですが）。正式な代理決定者がいない場合でも，日本では64％の患者が「家族に"お任せ"する」と答えました。

医療者の認識も国別で異なりました。緩和ケアにおいてADは有用であると答えた医療者は米国・ドイツともに100％に対して，日本では71％でした。「代理決定者を指定することは有用である」と答えた医療者は米国78％，ドイツ59％に対して，日本では45％でした。

直近数日から数週間に行った療養場所や治療，身辺整理などの意思決定について相談した人としては，日本では家族が66％で最も多く，医師やその他の医療者はそれぞれ3％，9％と少ないことがわかりました。家族が相談に乗っていたのは米国で43％，ドイツで17％であり，日本では医療面・生活面で患者・家族が意思決定を共有していることがわかります。

興味深いこととして，将来の意思決定についての思いを聞いたところ，安心・幸せなどポジティブな思いをもっていた患者は米国

（15％），ドイツ（12％）に対して日本で多く（38％），陰性感情（悲しみ，孤独感，恐れ，コントロール感のなさ，いらだち，懸念，怒りなど）を抱いていた患者は，米国（85％），ドイツ（82％）に対して，日本では45％とぐっと少ないことがわかりました。日本では伝統的に，明確にADを書かなくても家族との会話の中でそれなりに物事が決まっていくことを「普通」と考えていることを示す結果かと思います。

> 日本においても今後いろいろな国の人たちの中で生活していくことが増えていくでしょうから，文化に対する感性はひときわ大切になってくると思われます。

▶日本人における文化への適応度（acculturation）の研究

　同じ国・人種でも，どこに住んでいるか，住んでいる文化にどの程度適応しているか，という「文化への適応度」（acculturation）という概念による影響があります。つまり，同じ人種でも住む場所によって考え方が異なる可能性があります。筆者も米国に7年間住んでいましたが，米国生活が長くなるにつれ，次第に米国式の考え方や表現方法，生活上の意思決定のやり方がしみついてきました。また，患者や地域の人と接する中で，米国に住む日系米国人と，日本で生まれて米国に永住している，あるいは留学・駐在している日本人でも考え方が違うように感じました。acculturationの狭間にいる人に，米国流のACPの接し方を行うと，患者さんがためらわれることがありました。

> ヒューストンの病院で受け持ちの日本人女性から，「お医者さんから何もかもあからさまに聞かされて，本当に驚いた」という話を伺ったことがあります。患者のACPに関する意向にもacculturationが影響しているのかもしれません。

日系の米国人，米国に住む日本人，日本に住む日本人を比べた調査がいくつかあります。ある調査では，その3群を比べたところ，患者に治癒不能ながんであることや予後数か月であることを伝えないという意向が日本に住む日本人で最も多いこと，日系米国人に比べて自律性の度合いが低いことがわかりました[4]。これは同じ人種でも文化への適合度による違いを反映しています。住んだ場所，育った場所での文化や社会通念が，私たちの考え方や行動に表れてくるのです。

　本人にとっての「望ましい死」(good death)や「予後告知への意向」に関しても，文化への適応度の影響が見られます。例えば，日系米国人（Japanese American in America：JA/A），在米日本人（Japanese in America：J/A），日本に住む日本人で比べてみると，望ましい死や予後告知への考え方が異なっていました[5]。日本に住む日本人では，米国に住む日系人・日本人に比べて，先々のことを知りたいと思っている人が少ない（ 図2 ），予後などの情報についても医師から具体的に教えてほしい！ という人は少ない（ 図3 ）ことがわかりました。

　文化間の比較研究から出る知見は，グローバル化が進む現在，それぞれの文化に属する医療現場にとって役に立ちます。文化への適応度の違いを通じても変わらない項目は，共通して重要な考え方といえますし，適応度の程度に応じて異なる項目は，文化の影響を受

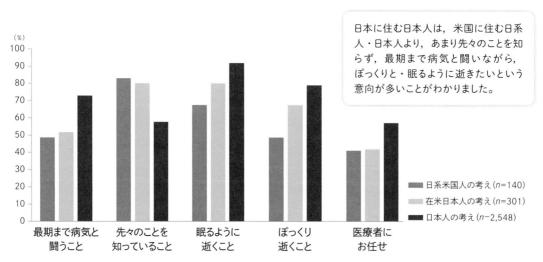

図2 日米の文化差：「望ましい死」についての考え方

〔Mori M, Kuwama Y, Ashikaga T, et al.: Acculturation and Perceptions of a Good Death among Japanese Americans and Japanese Living in the United States. J Pain Symptom Manage, 55(1):31-8, 2018.〕

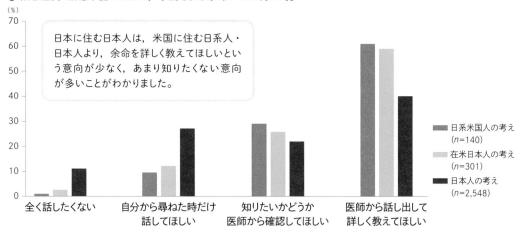

○ 仮想症例「治癒不能のがんで，予測される余命が6か月の時」

> 日本に住む日本人は，米国に住む日系人・日本人より，余命を詳しく教えてほしいという意向が少なく，あまり知りたくない意向が多いことがわかりました。

全く話したくない　自分から尋ねた時だけ話してほしい　知りたいかどうか医師から確認してほしい　医師から話し出して詳しく教えてほしい

■ 日系米国人の考え (n=140)
■ 在米日本人の考え (n=301)
■ 日本人の考え (n=2,548)

図3 日米の文化差：予後告知の意向

〔Mori M, Kuwama Y, Ashikaga T, et al.: Acculturation and Perceptions of a Good Death among Japanese Americans and Japanese Living in the United States. J Pain Symptom Manage, 55(1):31-8, 2018.〕

ける可能性の高い考え方ともいえます。一方，文化を理解しないことと同様，「日本人はこうだ」「これくらい適応している人の考え方はこうだ」とステレオタイプに決めつけることは慎まなければなりません。

　ACPのコミュニケーションを始めるにあたり，「目の前の患者・家族はどのように感じているか」が開始点であることは世界のどこでも同じでしょう。その際の検討点の1つとして，人種や文化への適応度が挙げられる，ということかと思います。

▷日本国内の研究

　日本国内では，ACPやADに関する研究が過去30年間行われてきました。実際，英文誌に載せられたアジアの研究の中でも，韓国・台湾・香港・シンガポールなどとともに日本からの研究は多数発表されています。

　日本からの研究は，ほとんどが医療者・患者・家族を対象にした意向調査です。大部分が質問紙調査やカルテ記録を参考にした後ろ向き研究で，時にインタビューなど質的研究もあります。前向き研究では，DNARの院内ガイドラインを作成した後の結果や患者への啓発活動の後の記録など，活動報告的なものが散見されます。介入研究は2010年の半ばまでは，質問促進リスト（QPL）やコミュニケーション・スキル・トレーニング（CST）などコミュニケーショ

DNAR 関係		
DNAR 指示についての医療者の考え・実態・実践 （質問紙調査・後ろ向き研究） 儀式的な心肺蘇生・患者とではなく家族に DNAR の説明		DNAR の意向への患者の関与は，緩和ケア病棟では高く一般的には低い DNAR 患者の院外心肺蘇生についての報告多数
AD 関係		
AD に関する医師の考え，障壁に関する調査研究	日本尊厳死協会の調査（遺族・医師） 透析中止に関する意向調査	様々なセッティングでの AD に関する意向調査 （病院，緩和ケア病棟，療養型施設，在宅ケアなど）
終末期についての話し合い・意思確認関係		
	様々なセッティングでの自己決定・意思決定の主体（透析，ALS，長期療養型施設など）	様々なセッティングでの ACP の時期に関する実態調査・後ろ向き研究 （緩和ケア病棟，長期療養型施設，地域住民，訪問看護など）
前向き研究・介入研究		
DNR の院内ポリシー導入	病状安定期の患者の意思決定の啓発活動，高齢終末期患者の治療の意思確認の活動	質問促進リスト，コミュニケーション・スキル・トレーニング，予後告知の実験心理学的研究，ACP の教育プログラム・視覚資材を用いた教育
1990 年代	2000 年代	2010 年代

図4 日本の ACP 研究の大きな流れ

ン領域の研究以外はほとんどありませんでした。最近は ACP の教育介入の効果を見る研究や予後告知の実験心理学的研究，視覚資材を用いた ACP 介入のランダム化比較試験など介入研究が行われるようになってきました。

　ここでは，これらの研究を，DNAR（Do Not Attempt Resuscitate），AD（Advance Directive），終末期についての話し合いや意思決定，介入研究に分けて，国内の 30 年間の研究を概説します（**図4**）。国内にはたくさんの論文があるので，比較的参加者が多い論文を中心に見ていきます。

国内の ACP 論文の系統的レビューは別の角度から京大の看護の先生（近田 藍先生，竹之内沙弥香先生，任 和子先生）が学会発表もされており，論文化されました[6]。

❶ DNAR 関係の研究

　1990 年代には，DNAR 指示についての実態や医師・看護師の考

えなどに関する調査があります。当時，終末期患者には心肺蘇生をすることがデフォルトでした。心肺蘇生をしないことに非常に抵抗感があるような時代の雰囲気を感じます。心肺停止時の心肺蘇生は，家族が臨終に立ち会った時にしっかりと治療してもらえたことをわかってもらうための「儀式的」な意味合いがあることが報告されています。また，DNARの意思決定は医師が患者とではなく家族とすることがほとんどであることが報告されており，2000年代以降にも同様の報告が見られます。

筆者は2002年から2年間，沖縄の県立病院で初期臨床研修を受けました。伝統的な文化の残る地域性もあったかもしれませんが，当時はがんの告知もあまりなされていない時代でした。ちょうどその頃，研修先で指導してくださった内科の先生方が，がん患者における終末期ケアと終末期についての話し合いに関する後ろ向き研究を報告していました[7]。1989年と1999年に院内で亡くなったがん患者計124名のカルテレビューです。がん告知が行われた患者は，10年を経て0%から8.2%に増えていました。ADを持っていた患者はいませんでした。DNRの指示は死亡の10日前（中央値）に出されましたが，ほぼ全例で患者とではなく家族との話し合いが行われていました。

2006年に筑波にある病院の一般病棟と緩和ケア病棟で行われた後ろ向き研究でも，ほぼ同様の結果が報告されています[8]。9割以上の患者でDNARの指示があり，亡くなる7〜8日前（中央値）に出されていました。このうち，患者とではなく家族との話し合いの結果DNARの指示が出されたケースが両病棟とも97%とほぼ全例であることがわかりました。

一方，緩和ケア病棟におけるDNARに関しては，2010年代に入り患者自身が意思決定に関わることが例外的に多く（68%），日本人の意識も変わってきている可能性が示唆されました[9]。しかし同時期に行われた一般病院の研究やある県の医療者を対象にした調査では，患者がDNARの決定に関わることはほとんどないことが報告されています[10,11]。日本全体で見ると，まだまだDNARの意思決定は医師・家族間で行われているのが現状です。

2010年代には，DNARの意向を事前に示している人が心肺停止で救急搬送された場合にどうするか，という論文が数多く出されました[11]。どんなに事前にDNARの意向を示していても，日本では法的拘束力がありません。したがって，いったん救急車を呼ぶと，救命救急士は延命治療を含めた救急処置を行うことが求められてい

ます。DNARの意向が十分に施設側で把握されていない，DNAR
の希望が周知されていても急変が起きれば家族は救急車を呼ぶこと
がある，という現状があります。その時に誰も希望していない心肺
蘇生が行われることになります。事前指示があればそれに沿ってし
かるべきだという国民的な議論が高まること，法整備を進めるこ
と，地域のメディカルコントロール協議会などでガイドラインなど
の対応策を練っておくことの重要性が唱えられています。

❷ AD関係の研究

　1990年代からADについての研究は数多くあります。数十年前
から，ADにより患者の意向が表出されていればそれに沿うことが
望ましいという意見や，ADがあるほうが延命治療の中止を考えや
すいという医師の意向があります[12]。一方，ADがあっても，患
者が意思決定能力をなくした場合は，ADより家族の意向が尊重さ
れるべきだという医師も多く，米国に比べて日本の医師ほど延命治
療中止の患者の希望に従わない意向が強いことが知られていま
す[2,13]。ADの記載は非常に稀であるという実態や，AD作成の障
壁についても調べられました（ADは曖昧，家族の声が強い，治療
をするのが医師の務めであり治療をやめるのは倫理的に間違ってい
る，という医師の認識などです）[12,13]。

　2000年代には，日本尊厳死協会の大規模調査が行われました。
尊厳死協会の会員の遺族調査によると，約3分の2の患者が**リビン
グ・ウイル（LW）**を医師に渡し，ほとんどの医師がLWに沿うこと
に同意したことが報告されました[14]。しかし2年後に出された医
師調査によると，7割近くの医師が，LWを受け取ってもそれによっ
て自分の治療を変えることはなかったと答えました[15]。また，2000
年代は透析中止についての論文が複数出され，医師もADがあれば
透析中の終末期患者において透析中止を検討する医師が多いこと，
ADに沿うことで法的責任が問われないのならさらに本人の意向に
沿って透析中止を検討する意向が高まることがわかりました[16]。

　2010年代には，様々な医療・介護現場でのADの実態について
報告されました。全国調査では療養型施設において，ばらつきはあ
るものの半数以上の施設でADの書式を取り入れていること，基
本的には内容指示型のADであり，代理人を選定するADではな
いことがわかりました[17]。また，療養型施設では，職員はADの
重要性は理解しているもののそれを十分に活用しておらず，認識と
実践に乖離があることも報告されています[18]。緩和ケア病棟で

● **リビング・ウイル（LW）**
ADには内容指示型と
代理人指示型があり，
前者を文書にしたものが
リビング・ウィル（LW）
と呼ばれます。日本では
ADが法制化されておら
ず，日常診療で目にする
ことも少ないのでイメー
ジが湧きにくいですが，
普通に「AD」と言う時，
LWのことを指す文脈
が多いです（本書では
基本的に各論文での呼
び方を使っています）。

は，延命治療や代理決定者の意向を半数近くの患者が伝えていましたが，医師はACPの重要性を認識しつつもADを活用する実践は少ないことがわかりました[9,19]。患者ではなく家族中心の意思決定が行われていること，ACP実践についての自信がなく困難感を抱いていることが，その理由ではないかと示唆されています。

　一方，病院によってはまだまだスタッフ間のLWについての認知率が低く，受け入れの意向も低いこと，在宅ケアではADが活用されていることは稀であり，家族にお任せしたい患者も多いことが報告されています[20,21]。疾患別では，非がん患者に比べてがん患者でよりADの登録が多いことが報告されました[22]。

> 欧米の研究とも相まって，ADの問題点も国内で周知されてきました。「ADを書く」ことだけでは十分な効果が得られないという認識も，ADの実装が進まない一因かもしれません。

Pick up!

緩和ケア病棟における延命治療についての意向の表出

2　010年に全国の緩和ケア病棟を対象にした調査が行われました[9]。203施設のうち95施設の医師ががんで亡くなった直近3名の患者について回答しました。対象になった計297名の患者のうち，入院中に4割以上の患者が心肺蘇生（CPR）（47％），人工呼吸器の使用（46％），輸液（42％）について口頭または書面で意向を伝えていること，2割弱が経管栄養（19％）や抗菌薬投与（18％）についての意向を伝えていること，約半数の患者が代理決定者（48％）についての意向を伝えていることがわかりました。また，緩和ケア病棟への紹介時に意思決定能力のあった患者のうち，DNARの意思決定に関与したのは68％に及びました。

　これらは全体的に高いようにも思われます。しかし，緩和ケア病棟というセッティング（終末期であるという認識を患者・家族がもっており，緩和ケアを専門とする医師・看護師などの医療者がいる）というバイアスがあるので，日本全体の医療現場を反映しているわけではなさそうです。

---

❸ ACP・終末期についての話し合いと意思決定の研究

　主に2000年代から，終末期についての話し合いや意思決定の研究が見られるようになってきました。自己決定や意思決定の主体は

誰かということが様々なセッティングで調べられてきました。例えば，終末期透析患者における透析中止に関しては，医師は患者より家族の意見を優先する傾向が強いことがわかりました[23]。透析患者からも，今後の治療の意向はあえて文書化しなくても口頭で十分ではないか，自分のための自己決定ではなく，家族に負担をかけないための決定をしておくという声も聞かれました[24]。一方，ALS患者を対象にした聞き取り調査では，一般的に患者は自己決定を重視していることがわかりました[25]。長期療養型施設においては，患者への病名・予後告知はほとんど行われず，延命治療の希望も聞かない実態が報告されました[26]。

　2010年代に入ると，全国のがん治療医を対象に終末期についての話し合いの時期を調べ，医師によって多様であることを明らかにした質問紙調査や，予後の話し合いをした患者では，より死亡前早期からDNARの指示が出され，化学療法の中止が行われることを示した後ろ向き研究が報告されました[27,28]。また，在宅患者の意思確認の方法を探索した研究もあります。意思決定の主体は，臨死期の意思決定は医師と家族との間で行われることがほとんどであること，長期療養型施設では高齢者の病状が悪くなってから家族とのみ終末期についての話し合いが行われることなど，最近でも家族中心の意思決定が広く行われていることが示されました[29]。また，終末期についての話し合いがあった患者では終末期のケアの質が高まることも示唆されました[30]。

　最近では，がん患者対象に，予後やDNAR，ホスピスの紹介などの終末期についての話し合いを行う時にどのような共感的な台詞が好まれるかという調査研究も見られます[31,32]。さらに，ACPの意義やいつ誰と話し合いたいかを探索した緩和ケア病棟の患者対象のインタビュー調査[33]，訪問看護師を対象にACPの促進・阻害因子を探索した質的研究[34]，地域住民においてソーシャルネットワークが乏しい患者ではACPの話し合いをしない傾向があることを示した横断調査[35]なども報告されています。

❹ 前向き研究・介入研究

　活動報告的な前向き研究と介入研究は厳密にいうと異なりますが，何か新たなことを試してみた研究という意味で一括りに紹介します。1990年代に，日本初のDNAR（DNR）のガイドラインポリシーを作成し，実装した昭和大学の研究の結果がNew England Journal of Medicineに発表されました[36]。本ポリシー導入後，以

前と比べて心肺蘇生の率が少なくなったことが示されました。

　2000年代には，病状安定期の患者に終末期ケアの選択肢や意思決定に関する啓発介入を行ったところ，介入を行わない群に比べて，退院後に家族内で患者の終末期についての話し合いがより増えたことが報告されました[37]。また，高齢終末期患者を対象に，入院治療選択に関する署名による意思確認の試みが報告され，署名群でよりインフォームド・コンセントが増え，チームカンファレンスも増えたことがわかりました[38]。

　2010年代には，ACP自体ではありませんが，がん患者を対象にQPLの有用性やCSTの効果を示したランダム化比較試験[39,40]（⇒ p.77），予後告知の有用性を探索したランダム化実験心理学的研究が発表されています[41]（⇒ p.104）。

　ACPが日本で話題になってきた2010年代後半からは，ACPの介入研究も見られ始めました。例えば，単施設の多職種の医療者を対象に，教育介入の効果を探索した前後比較試験があります[42]。厚生労働省の意思決定のプロセスガイドラインをもとに，3か月間で90分のセッションを3回受講する独自のACPの教育プログラムが開発されました。1回目はACPや終末期ケアの基礎知識に関する講義で，受講後参加者は自宅でADを記載します。2回目は症例検討をもとに，終末期における自身の価値観を知るワークショップです。3回目は，ロールプレイを通じてACPを経験します。効果はプログラム前と6か月後の前後で参加者の態度を比較しました。教育を受けた参加者は，より終末期ケアや死を恐れなくなり，AD作成の意向が高まり，家族と終末期について話し合った割合が増えました。また，ACPの実装や患者・家族との話し合いが重要と考えていたことがわかりました。

　その他，ビデオを活用したACP研究（⇒ p.91）などがあります。

患者と家族の意向の一致・不一致について

　日本でも，ACPの過程で医療・介護従事者は，患者と患者が「家族など患者の価値観をよく知っていて，患者が信頼できる人（いわゆる代理決定者になる人）」とよく話し合うことが推奨されています。ここでいう「**代理決定者**」は，患者が意思決定能力を有さなくなった時に，「本人なら何を選ぶか」という想定をもとに意思決定をする役割を担います。「自分ならどうするか」ではありません。また，も

●代理決定者
"surrogate""proxy"
"personal representative"
「代理人」「代理決定者」
「医療代理人」など様々な
呼び方があり，日本で
はどのような呼称が適
切か定まっていません。
ここでは便宜的に「代
理決定者」としておきま
す。

し本人の意向が全くわからなければ，本人にとっての最善の利益
（best interest）を考えた上で意思決定を行います。それにより，本
人の意思決定能力がなくなった後でも，本人の自律性を最大限尊重
することが期待されています。海外の AD にも，「代理決定者」を
決めておくことが含まれています。

　それでは，患者と家族など意思決定の代理決定者の意向はどの程
度一致するのでしょうか。患者と代理決定者の意向の一致率を調べ
た系統的レビューがあります[43]。16 件の研究の結果をまとめたも
のです。計 151 件の仮想症例を計 2,595 組の患者 - 代理人のペアに
提示し，2 万件近い回答を分析しました。仮想症例は，例えばこの
ようなものです。「重度の脳卒中による昏睡になり，機械なしで息
ができなくなったとします。数か月後，昏睡から戻ることはないだ
ろうと医師は判断しました。もし医師が，この状態で万が一あなた
の心臓が止まったら，蘇生を試みるかどうかを尋ねたとしたら，あ
なたならどのように答えますか？」。患者，代理決定者は提案され
た治療を受けるか断るかを選択しました。その結果，患者の治療の
意向について，代理決定者は 68％しか正しく予想できませんでし
た（95％信頼区間 63〜72％）。患者が指定した代理決定者かどう
か，代理決定者が患者とどのような続柄（配偶者，子ども，兄弟姉
妹など）にあるか，さらに患者と代理人が事前に治療の意向につい
て話し合いをしていたかどうかは，予測の正しさとは関係がありま
せんでした。つまり，全体として，3 例中に 1 例で，代理決定者は
患者の意向を誤って伝えてしまう，ということがわかったのです。

日本の ACP 研究の意義
研究を重ね「日本版 ACP」につなぐ

　1990 年代から約 30 年間の日本の研究を振り返ると，家族中心の
意思決定が当たり前に行われてきた臨床現場で，DNR や AD の法
制化がない中，どのように患者の意向を尊重しつつ家族にも配慮し
た意思決定を行うかを模索してきた大きな努力の跡が伺えます。大
部分が実態把握の調査研究であり，新たな活動の報告が散見され，
最近になって介入研究が発表されるようになってきました。海外の
研究をひもとくと，様々なセッティングで様々な ACP 介入の効果
を見た検証研究が数多くあります。国内でも領域を問わず ACP が
話題になってきた今，おそらく今後，様々な領域で検証研究が行わ

れることでしょう。

　時期により（健常者，慢性疾患患者，終末期患者），場所により（急性期病院，診療所，在宅診療，緩和ケア病棟，長期療養型施設など），今困っていることは何かに基づいて臨床疑問を立てていきます。臨床家は，現場で困っていることを，足りないことを解消することを目的に研究を立案していけるのが強みです。

　日本ならではの独自性を出すには，日本文化に立脚した介入を開発することが肝要です。日本では特に，患者の意向を尊重し反映させながら，家族の思いも取り入れ，全体として患者・家族ともに納得のいく，調和のとれたACPのモデルができれば，多くの人に受け入れられやすいと思います。「和を尊ぶACP」（"harmony-based ACP"）と呼べるかもしれません。多分に社会や文化の影響を受ける領域です。哲学や社会学など，医療以外の領域の専門家との対話から学ぶことも多くあります。

　また，先々のことを考えたり話したりするのは，日本の患者にはショックを与えるのでは，という懸念もあります。特に積極的治療を中止する際や厳しい予後の話をする際など，bad newsの前後にはその思いが強まります。できるだけつらくならないように，でも本人が今後のことをしっかりと考えられるようになるには，どのような伝え方，どのような支援がその患者にとって最適かについても研究が必要です。

　他のアジアの国々も，いかに各国にとって最適なACPモデルを作るか，という同じ課題を抱えています。「日本版ACP」を確立する軌跡が，類似の文化をもつアジア諸国にも参考になるでしょう。

　同時に，国際的な価値を生むためには，新たな方法論への挑戦も必要です。行動経済学を組み合わせたACP，**AIやデータマイニングを用いたACPの研究**も海外では報告され始めています。意思決定は学問としても歴史のある領域であり，新たな切り口も今後模索していく必要があります（➡ p.166）。DNAR患者の心肺蘇生時の救急搬送の場面での対応など，何らかの運用を導入した結果を示し，それに関与する人々がどのような体験をしたかを記録することも，集合知を高めることにつながります。

● **AIやデータマイニングを用いたACPの研究**
例えば，ボストンの臨床家が大学と連携して，ディープラーニングによりICUの診療記録から重篤な疾患についての話し合いを高い精度で抽出できることを示しました。1万件以上の診療記録から3.8分（!）で抽出が完了しました。臨床家の18,000倍以上の速度です[44]。

　今後，国内でどのような臨床的価値のある活動，文化に沿ったプログラムの開発，斬新な研究が行われるか，楽しみです。

文献

1) Ruhnke GW, Wilson SR, Akamatsu T, et al.: Ethical decision making and patient autonomy: a comparison of physicians and patients in Japan and the United States. Chest, 118(4):1172-82, 2000.
　　📖 意思決定における患者の自律性や，家族・医療者にどれだけ頼るかなどを日米で比較した古典的な研究です。

2) Asai A, Fukuhara S, Lo B: Attitudes of Japanese and Japanese-American physicians towards life-sustaining treatment. Lancet, 346(8971):356-9, 1995.
　　📖 終末期の延命治療についての医師の考えを日米で比較した研究です。

3) Voltz R, Akabayashi A, Reese C, et al.: End-of-life decisions and advance directives in palliative care: a cross-cultural survey of patients and health-care professionals. J Pain Symptom Manage, 16(3):153-62, 1998.
　　📖 AD についての日米独の比較調査です。

4) Matsumura S, Bito S, Liu H, et al.: Acculturation of attitudes toward end-of-life care: a cross-cultural survey of Japanese Americans and Japanese. J Gen Intern Med, 17(7):531-9, 2002.
　　📖 終末期についての考え方を日系人と日本人で比べました。次の 5) の文献も同様です。

5) Mori M, Kuwama Y, Ashikaga T, et al.: Acculturation and Perceptions of a Good Death among Japanese Americans and Japanese Living in the United States. J Pain Symptom Manage, 55(1):31-8, 2018.

6) Chikada A, Takenouchi S, Nin K, et al.: Definition and recommended cultural considerations for Advance Care Planning in Japan: A Systematic review. APJON, 8(6): 628-38, 2021.
　　📖 日本語で書かれた ACP 論文の系統的レビューです。国内で ACP を進めるにあたり，家族も含めた患者中心の話し合いやガイドラインの普及実装を含む市民啓発の大切さを示唆しました。

7) Tokuda Y, Nakazato N, Tamaki K: Evaluation of end of life care in cancer patients at a teaching hospital in Japan. J Med Ethics, 30(3):264-7, 2004.

8) Sato K, Miyashita M, Morita T, et al.: Quality of end-of-life treatment for cancer patients in general wards and the palliative care unit at a regional cancer center in Japan: a retrospective chart review. Support Care Cancer, 16(2):113-22, 2008.

9) Kizawa Y, Tsuneto S, Hamano J, et al.: Advance directives and do-not-resuscitate orders among patients with terminal cancer in palliative care units in Japan: a nationwide survey. Am J Hosp Palliat Care, 30(7):664-9, 2013.

10) Fujimoto K, Minami S, Yamamoto S, et al.: Comparison of timing and decision-makers of do-not-resuscitate orders between thoracic cancer and non-cancer respiratory disease patients dying in a Japanese acute care hospital. Support Care Cancer, 22(6):1485-92, 2014.

11) Nakagawa Y, Inokuchi S, Kobayashi N, et al.: Do not attempt resuscitation order in Japan. Acute Med Surg, 4(3):286-92, 2017.

12) Asai A, Fukuhara S, Inoshita O, et al.: Medical decisions concerning the end of life: a discussion with Japanese physicians. J Med Ethics, 23(5):323-7, 1997.

13) Asai A, Miura Y, Tanabe N, et al.: Advance directives and other medical decisions concerning the end of life in cancer patients in Japan. Eur J Cancer, 34(10):1582-6, 1998.

14) Masuda Y, Fetters M, Shimokata H, et al.: Outcomes of written living wills in Japan: a survey of the deceased ones' families. Bioethics Forum, 17(1):41-52, 2001.

15) Masuda Y, Fetters MD, Hattori A, et al.: Physicians's reports on the impact of living wills at the end of life in Japan. J Med Ethics, 29(4):248-52, 2003.

16) 岡田一義，今田聰雄，海津嘉蔵，他：透析医への意識調査：維持血液透析患者の悪性腫瘍終末期における透析中止について．日透析医学会誌，36(8):1315-26，2003.

17) Takezako Y, Ishikawa S, Kajii E: Advance directives in Japanese nursing homes. J Pain Symptom Mnage, 45(1):63-70,e67, 2013.

18) Yokoya S, Kizawa Y, Maeno T: Practice and perceived importance of advance care planning and difficulties in providing palliative care in geriatric health service facilities in Japan: a nationwide survey. Am J Hosp Palliat Care,35(3):464-72, 2018.

19) Nakazawa K, Kizawa Y, Maeno T, et al.: Palliative care physicians' practices and attitudes regarding advance care planning in palliative care units in Japan: a nationwide survey. Am J Hosp Palliat Care, 31(7):699-709, 2014.

20) Maeda Y, Shintani S: Perspectives concerning living wills in medical staff of a main regional hospital in Japan. J Rural Med, 10(1):29-33, 2015.

21) Tsuda S, Nakamura M, Aoki S, et al.: Impact of patients' expressed wishes on their surrogate decision makers' preferred decision-making roles in Japan. J Palliat Med, 21(3):354-60, 2018.

22) 川本俊治，砂田祥司，重松研二，他：電子カルテを使ったリビング・ウィルと終末期事前指示の登録にみる，がん疾患患者と非がん疾患患者の比較．医療，68(8):392-8，2014.

23）大平整爾，杉崎弘章，山崎親雄：透析患者のターミナルケアに関する医師の意識調査．日透析医会誌，21(3):442-60, 2006.

24）杉澤秀博，大平整爾，杉崎弘章，他：透析導入見送り・維持透析中止の決定過程における患者・家族・透析医の心理的ダイナミクス．日透析医会誌，21(3):542-50, 2006.

25）Narita Y, Nakai M, Kuzuhara S: End of life self-determination: Attitudes of patients with ALS in a prefecture of Japan. Eubios J Asian Intern Bioeth, 18(3):66-69, 2008.

26）小林未果，松島英介，野口 海，他：特別養護老人ホームにおける尊厳ある死に関する研究―その現状と課題について．日社精医誌，16(3):255-62, 2008.

27）Mori M, Shimizu C, Ogawa A, et al.: A national survey to systematical identify factors associated with oncologists' attitudes toward end-of-life discussions: what determines timing of end-of-life Discussions? Oncologist, 20 (11):1304-11, 2015.

28）Tokito T, Murakami H, Mori K, et al.: Implementation status and explanatory analysis of early advance care planning for Stage IV non-small cell lung cancer patients. Jpn J Clin Oncol, 45(3):261-6, 2015.

29）Kanoh A, Kizawa Y, Tsuneto S, et al.: End-of-life care and discussions in japanese geriatric health service facilities: a nationwide survey of managing directors' viewpoints. Am J Hosp Palliat Care, 35(1):83-91, 2018.

30）池上 淳，坂本育子，沼田雅裕，他：婦人科癌患者における終末期の話し合いの時期が終末期医療の質に与える影響．日婦人腫瘍会誌，34(1):8-13, 2016.

31）Mori M, Fujimori M, Ishiki H, et al.: The effects of adding reassurance statements: cancer patients' preferences for phrases in end-of-life discussions. J Pain Symptom Manage, 57 (6):1121-9, 2019.

32）Mori M, Fujimori M, Ishiki H, et al.: Adding a wider range and "hope for the best, and prepare for the worst" statement: preferences of patients with cancer for prognostic communication. Oncologist, 24(9):e943-52, 2019.

33）内藤（白土）明美，森田達也，山内敏宏，他：Advance Care Planning に関するホスピス入院中の進行がん患者の希望．Palliative Care Research，11(1):101-8, 2016.

34）石川孝子，福井小紀子，岡本有子：訪問看護師による終末期がん患者へのアドバンスケアプランニングと希望死亡場所での死亡の実現との関連．日本看護科学会誌，37:123-31, 2017.

35）Miyashita J, Yamamoto Y, Shimizu S, et al.: Association between social networks and discussions regarding advance care planning among Japanese older adults. PLoS One,14 (3):e0213894, 2019.

36）Fukaura A, Tazawa H, Nakajima H, et al.: Do-not-resuscitate orders at a teaching hospital in Japan. N Engl J Med, 333(12):805-8, 1995.

37）佐藤 武，牧上久仁子：病状安定期における終末期医療の選択・意思決定に関する啓発活動―主治医による療養病棟および回復期リハビリテーション病棟での介入効果．日老医誌，45(4):401-7, 2008.

38）佐藤 武，佐藤和典，佐藤 暁：高齢者終末期で入院治療選択に関する署名による意思確認の試み．日老医誌，48(5):524-9, 2011.

39）Fujimori M, Shirai Y, Asai M, et al.: Effect of communication skills training program for oncologists based on patient preferences for communication when receiving bad news: a randomized controlled trial. J Clin Oncol, 32(20):2166-72, 2014.

40）Shirai Y, Fujimori M, Ogawa A, et al.: Patients' perception of the usefulness of a question prompt sheet for advanced cancer patients when deciding the initial treatment: a randomized, controlled trial. Psychooncology, 21(7):706-13, 2012.

41）Mori M, Fujimori M, van Vliet LM, et al.: Explicit prognostic disclosure to Asian women with breast cancer: a randomized, scripted video-vignette study (J-SUPPORT 1601). Cancer, 25(19):3320-9, 2019.

42）Hamayoshi M, Goto S, Matsuoka C, et al.: Effects of an advance care planning educational programme intervention on the end-of-life care attitudes of multidisciplinary practitioners at an acute hospital: a pre- and post-study. Palliat Med, 33(9):1158-65, 2019.

43）Shalowitz DI, Garrett-Mayer E, Wendler D: The accuracy of surrogate decision makers: a systematic review. Arch Intern Med, 166(5):493-7, 2006.
　　📖 代理意思決定の正確性についての系統的レビューです。

44）Chan A, Chien I, Moseley E, et al.: Deep learning algorithms to identify documentation of serious illness conversations during intensive care unit admissions. Palliat Med, 33(2):187-96, 2019.

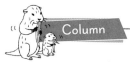

ACP はどこへ向かうのか?

　国内で ACP が一気に話題になったきっかけは，2018 年の厚労省のガイドライン改訂（「人生の最終段階における医療・ケアの決定プロセスに関するガイドライン」に名称変更）でしょう。ACP の重要性について言及されたことを受け，周りでもいろいろな声が上がりました。「日本にはそぐわない」「ACP ありきではない!」といった黒船が来たかのような反応。一方で「それって，日ごろから緩和（看護）でやっていることだよね」という声。その後，多くの団体から ACP に関する提言が出され，学会セッションが組まれ，ACP の論文や特集も増えました。院内外の臨床現場でも，「どう ACP を実践するか」という検討が広まりました。同時に ACP の愛称（「人生会議」）やロゴが決まり，啓発ポスターまで作成されました。

　一連の流れを見ながら，研修医の頃に MD アンダーソンがんセンターの緩和ケア医である Bruera 先生から聞いた緩和ケアサービスの立ち上げの時の話を思い出しました（細かな言葉はうろ覚えですが，印象に残っています）。

　緩和ケアサービスを立ち上げる時，大事なのは有効性を大々的に宣伝することではない。現場や同僚の困りごとを聞いて，そっと支援することだ。「おっ!」と思われれば，不確実でもまず緩和ケアに頼んでみようという少数の人たちが出てくる（innovator）。患者・家族・同僚の困りごとに 1 つひとつ着実に対処するうちに口伝で広まり，緩和ケアを早々に活用し始める人たちが続く（early adopter）。しばらく彼らの活動を見聞きするうちに，「緩和に頼むと，皆ハッピーそうに見える」と安心し，活用する人が増えてくる（early majority）。この時点で一気に普及が進む。周囲からの目もあり，しぶしぶ活用する人たちやずっと反対の人たちもいるが，流れに任せればよい。その結果，立ち上げ当初の「緩和ケア，とんでもない!」という嫌悪感 "palli-phobia" が，「困ったら猫も杓子も緩和ケア」という雰囲気 "palli-philia" に変わる。でも，ここではまだ地に足はついていない。実践を続ける中で，現場の困りごとに効果的・持続的に対応できる "palli-active" の時期を迎える。それまでには上層部の理解と，チーム活動，それに「血と汗と涙」が必要だ。

　ACP に当てはめると，今は "ACP-phobia" から "ACP-philia" に移行しつつある段階ともいえます。臨床家にとって一番の関心事は，患者さん本人・家族がよいケアを受けられ，ご自身にとって望ましい過ごし方ができることです。そのためには，ACP の大まかな流れを知った上で，やはりまず足元を見ることから始まります。現場は何に困っているか，何があれば助かるのか。必要とされることを 1 つひとつ実践していくことで，いつの日か現場に沿った "ACP-active" の段階になると考えています。

Part
IV

ACP に関わる
辺縁の研究領域

10章

予後予測×ACP

予後予測の精度を高める研究は
ACP に何をもたらすか？

> **Essence**
>
> ・臨床症状や血液検査から，患者の生命予後がどれくらいであるかを予測する複数の方法がある。
>
> ・ACP のきっかけとして，「その患者さんがもし亡くなったら，（自分が）驚きますか」（サプライズクエスチョン）をスクリーニングに用いることが進められてきたが，予測精度は十分にはわかっていない。
>
> ・変数変換やディープラーニングを用いた方法により，医師の診察を行わなくても，患者自身が自分の予測される生命予後を知ることが可能になると見込まれる。

「予後予測」，つまり，患者がどのくらい生きられそうか（どのくらい動けそうか，どのくらいしっかりと話せそうか）と ACP は表裏のところがあります。予後予測がなければ ACP を行えないということではないし，まして，ACP をするために予後を伝えていないといけないということではないのですが，それでも，医療者も患者もある程度の見込みがあるほうがいいであろうという前提をもっていることが多いかと思います。患者側からしてみたら，そもそも，「自分はあとどれくらいだろう」というある程度の見込みのもとに考える，ということもあるだろうからです。

生命予後の予測という研究領域と ACP とはもともとは別々に進んできたのですが，最近，接点が増えてきました。ここでは，生命予後の予測研究の歴史的経緯を振り返り，到達している現在，今後向かっていく将来を ACP とのからみを中心にまとめます。予後予測研究そのものに興味のある読者は，**2 冊の代表的な教科書**に章を立てた詳しい解説がありますので，そこを見ると世界から見た位置付けがより明確になります[1, 2]。

● **2 冊の代表的な教科書**
Oxford Textbook of Palliaitive Medicine と Textbook of Palliaitive Medicine & Supportive Care，いずれも緩和ケアの教科書として広く知られています。

医師の余命予測は当てにならないことがわかった

　患者の「余命」を予測してケアを提供することは重要だ，と，多くの医療者が思っています（これが本当にいいのかどうかには根源的な疑問がある場合もあるのですが）。「常識的」に考えれば，家に帰るかどうか，疾患の治療（がんなら化学療法とか）を続けるかどうか，輸液を始めるかどうか，鎮静の適応と考えるかどうか…毎日の臨床的な決断は患者の予測される予後とのバランスのもとに成り立っているように見えます。

　患者の生命予後を予測する手段は，長きにわたって医師の経験による予測がすべてでした。医師による生命予後の予測を，CPS（Clinical Prediction of Survivals）と呼びます。素朴に，お医者さんの言うことはその通りなんだろうと信じられていた時代もあったのですが，エビデンス時代になってから，医師の予測は当たらない（ランダムに当たらないのではなく），系統的に楽観的に評価しすぎる（医師が予測した予後よりも実際の患者の予後は短い）との研究知見が各国から出されるようになりました。これが 1990 年代後半になります。

　ランドマークペーパーとされているのは，疫学者で終末期医療を研究対象にしている Christakis らによる 2001 年の研究です[3]。326 名のがん患者について，医師が予測した予後は平均すると 75 日，患者に伝えた予後は 90 日と大きな差はありませんでしたが，実際の予後は 26 日と，多くの医師が生命予後を楽観的に見積もっていた（＝医師が見積もっているより患者の生命予後は短かった），と報告しました（ 図1 ）。医師が患者の生命予後を長く見すぎることは，その後の複数の研究で確認されています。日本でも知見は同様で，Christakis らの研究から 15 年ほどたって行われた最近の 2,000 名のコホート研究で，緩和ケア専門医であってもやはり正確な予測は 35％ に過ぎず，半数が楽観的な予測をもっていたとしています[4]。「人間のもつ真理」は何年たっても変わらないようです。

　ここまでの研究はおおむねがんのことですが，がんは他の疾患に比べてまだ予測がしやすいと想定されていますので，他の疾患でも当てはまるといえるでしょう。

　ACP の文脈でいえば，例えば，医師が「この人はこれこれこれくらいだろう」と臨床的な直感から生命予後を予測して適切な時期に「間に合う」ようにお話しておこうといくら努力したとしても，その予測をさらに上回る早さで患者の病状は進行したり，急な容態

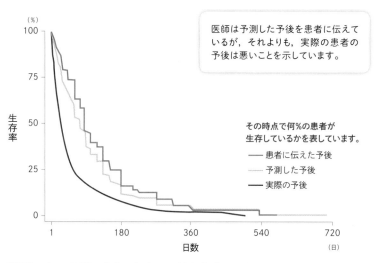

医師は予測した予後を患者に伝えているが, それよりも, 実際の患者の予後は悪いことを示しています。

その時点で何%の患者が生存しているかを表しています。

――― 患者に伝えた予後
――― 予測した予後
――― 実際の予後

図1 医師の予測・患者に伝える予後と実際の予後
〔Lamont EB, Christakis NA: Prognostic disclosure to patients with cancer near the end of life. Ann Intern Med, 134(12):1096-105, 2001.〕

の変化が生じることが(平均して)多いということを意味します。したがって,「医師の余命の予測」に依存したACPは患者にとって不利益を生じる可能性があるといえます。

「客観的な指標」による予後予測
雨後の竹の子のように尺度が作られた

このように,「医師の余命の予測は当たらない」と考えられるようになりました。そうすると次に,医師の予測を上回るために,医師の判断にあまり重きを置かない「評価指標」の開発が行われる流れが出てきました(図2)。医師はもともと,なんとかスコアというのに慣れていて,何があれば何点,なければ何点,合計何点だから,これくらいが予測される,という評価方法になじんでいるという傾向があります。がん領域における予後予測指標の開発の経緯を紹介します。

1990年代後半に予後予測研究としては画期的な出来事が起きました。イタリアと日本の研究チームが,それぞれ別々にその後長きにわたって国際的に広く使用される予後予測指標を開発したと報告しました[5-7]。全く別々に,しかし同じコンセプトで,日本とイタリアという離れた場所で同じ研究が発生したというところに当時の必然性を感じます。

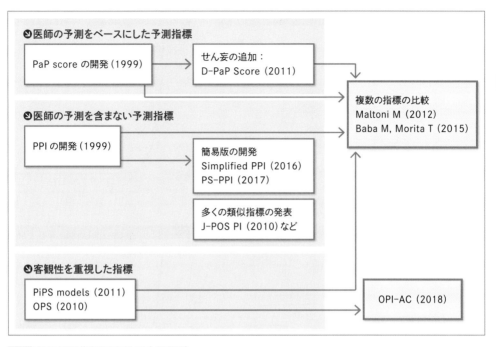

図2 予後予測指標研究の歴史的経緯

D-PaP Score: Palliative Prognostic Score with Delirium
J-POS PI: Japan Palliative Oncology Study Prognostic Index
OPI-AC: Objective Prognostic Index for Advanced Cancer
OPS: Objective Prognostic Score

PaP score: Palliative Prognostic Score
PiPS models: Prognosis in Palliative care Study models
PPI: Palliative Prognostic Index
PS-PPI: Performance Status Pallaitive Prognostic Index

表1 Palliative Prognostic Score (PaP Score) の算出方法

臨床的な予後の予測	1〜2週	8.5	呼吸困難	あり	1.0
	3〜4週	6.0		なし	0
	5〜6週	4.5			
	7〜10週	2.5			
	11〜12週	2.0			
	>12週	0			
食欲不振	あり	1.5	白血球数 (/mm³)	>11,000	1.5
	なし	0		8,501〜11,000	0.5
				≦8,500	0
Karnofsky Performance Scale	10〜20	2.5	リンパ球 (%)	0〜11.9	2.5
	≧30	0		12〜19.9	1.0
				≧20	0

〔Pirovano M, Maltoni M, Nanni O, et al.: A new Palliative Prognostic Score: a first step for the staging of terminally ill cancer patients. Italian Multicenter and Study Group on Palliative Care. J Pain Symptom Manage, 17(4):231-9, 1999.〕

▶症状と検査所見から予後を予測する PaP Score

　イタリアチーム（Maltoni ら）は，医師の予測に大きなウエイトを残しながらも，呼吸困難などの症状と白血球数など検査所見を含む包括的な予後予測尺度 Palliative Prognostic Score（PaP Score）

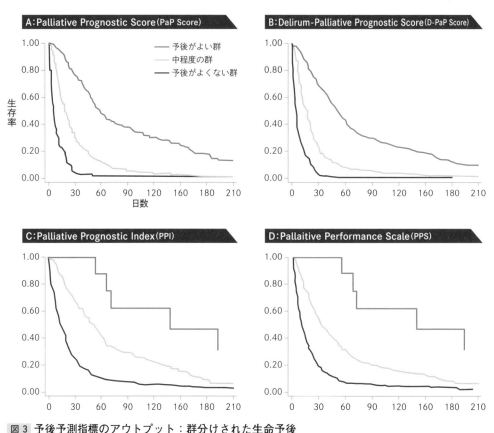

図3 予後予測指標のアウトプット：群分けされた生命予後

〔Maltoni M, Scarpi E, Pittureri C, et al.: Prospective comparison of prognostic scores in palliative care cancer populations. Oncologist, 17(3):446-54, 2012.〕

を作成しました（**表1**）[5]。医師の予測，症状，血液検査から合計得点が得られて，合計得点によって3群（予後がよい，中程度，よくない）に分ける方法です。この時期の生命予後尺度は，基本的には，患者の状態から，いくつかの群に患者が当てはまることを示して，群ごとの生存曲線が示されます（**図3**）[8]。なので，カットオフ値が10点なら，9点の患者と11点の患者とでは得点に大きな差はないのに，2点差でいずれかの群に無理やり分けられてしまう比較的おおざっぱな予測方法がとられているといえます。

　PaP Score（**図3**のA）は，医師の予測を含んでいて，医師が予測した上で，その「ずれ」を他の変数で修正するコンセプトで成り立っています。その後，その時代の複数の研究でせん妄が強い予後予測因子であることがわかってきました。しかし，せん妄はPaP Scoreには含まれていないことから，せん妄を含むD-PaP Score（**図3**のB）も追加で開発されました[6]。D-PaPでは少し予測精度が向上しましたが，結果的には大きく変わりませんでした。医師によ

表2 PPI と簡易版 (PS-PPI, simplified PPI) の算出方法

Palliative Performance Scale (PPS)	10〜20	PS-PPIの場合　PS＝4			4
	30〜50		3		2.5
	≧ 60			2 以下	0
経口摂取量[*]	著明に減少 (数口以下)				2.5
	中程度減少 (減少しているが数口よりは多い)				1.0
	正常				0
浮腫	あり				1.0
	なし				0
安静時呼吸困難	あり				3.50
	なし				0
せん妄	あり (原因が薬物単独，臓器障害に伴わないものは含めない) simplified PPI の場合「会話のつじつまが合わない」				4.0
	なし				0

※ 消化器閉塞のため高カロリー輸液を施行している場合は 0 点とする。

(Morita T, Tsunoda J, Inoue S, et al.: The Palliative Prognostic Index: a scoring system for survival prediction of terminally ill cancer patients. Support Care Cancer, 7(3):128-33, 1999 を一部改変)

る予後の予測がもともと含まれているため，そこにせん妄が加わっても大きく変わらない (＝せん妄があれば医師は予後が短いと判断しているらしい) ということかと思います。

▷5 つの項目により週の単位を予測する PPI

　日本チーム (筆者ら) は，全く同じ年に，Palliative Prognostic Index (PPI) を発表しました (表2)[7]。PPI の開発コンセプトは，臨床で使用できるように簡便であることと，医師による予測を除くことです。なので，PPS (Palliative Performance Status, 全身状態)，経口摂取量，浮腫，安静時呼吸困難，せん妄という5項目だけから得点を算出して，6点より大きいと予後が3週間未満であるといったように予測を行います。PPI はもともと緩和ケア病棟や在宅で輸液の中止や鎮静開始の適応といった，非常に短い時期 (数週間) の予測に用いられることを念頭に置いて開発されたので，月単位を予測することは前提になっていません。

　その後，PPI はいくつかの「変種」を生み出しました。例えば，PPI オリジナルに含まれるせん妄の診断がやや複雑なため，せん妄を「つじつまの合わなさ」に置き換えた simplified PPI や，一般的になじみのない PPS を通常の **ECOG の PS** (Performance Status) に置き換えた PS-PPI が追加されました。これらの変種もオリジナルと予測精度に変わりないことが確かめられています[9, 10]。

● ECOG の PS
米国の腫瘍学の団体ECOG (Eastern Cooperative Oncology Group) による全身状態の指標。患者の日常生活の制限の程度を示すものとして広く使われている。

▶次々と生まれる予後予測指標は ACP を推進する？

PaP score と PPI という 2 つの研究が引き金となって，今に至るまで，類似の予後予測指標が多数（本当に多数！）発表されました[8,12]。例えば，日本で開発されたものでは PaP Score と PPI をあわせたような J-POS PI があります[11]。しかし，これまでのところ，数々の努力は PaP score と PPI を上回る精度の新しいコンセプトの指標にたどりつくまでのブレークスルーには至っていません。

これは，結局は，どの指標でも，Performance Status，呼吸困難，食欲低下，体液過剰症状（浮腫，胸水），意識障害・せん妄，炎症反応（CRP，白血球数），栄養状態（アルブミン）といった予後不良を示す指標の「組み合わせの違い」になっているからで，取り入れる変数の違いや得点のカットオフの違いを見ているに過ぎないためと考えられます。精度に大差ないことや，一度開発されても検証が行われなかったことからその後あまり普及せず，予後予測指標としては PaP Score と PPI が代表的な位置付けとなっています。

この予後予測指標の開発研究そのものは直接 ACP とは関係なく行われてきました。臨床的な判断をする上での必要性から，医師がただ予測するよりも精度の高い評価方法を見つけていくことは役に立つだろうという見通しに従ってきたわけです。

> ACP の文脈からいえば，逆に，いくら評価尺度が正確になろうと，結局のところ「医師がその気にならなければ」ACP は進まないともいえます。

▶どんな評価尺度をどういう状況で使うべきか？

続く研究上の関心は，新しい尺度を作るということよりも，すでにある代表的な予後予測指標の特徴の違いによる使い分けにあります。複数の予測尺度が世に出てくると，例えば，「PPI と PaP Score のどちらがより正確に予測するか」（どの予測指標が一番いいのか）という疑問が出てきます。

尺度同士の精度の比較を最初に行ったのはイタリアチームであり，総合的に見て PaP Score の予測精度が高いと結論しました[8]。

予測精度だけではなく，実際の現場でどの尺度は予測が可能なのかを踏まえて，2012〜2014 年に行われた日本の大規模コホート研

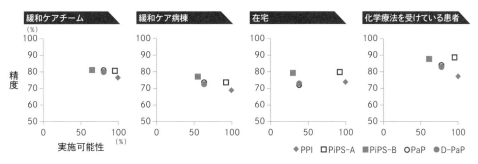

図4 予後予測指標の精度と実施可能性

〔Baba M, Maeda I, Morita T, I et al.: Survival prediction for advanced cancer patients in the real world: A comparison of the Palliative Prognostic Score, Delirium-Palliative Prognostic Score, Palliative Prognostic Index and modified Prognosis in Palliative Care Study predictor model. Eur J Cancer, 51(12):1618-29, 2015.〕

究は，使用目的による使い分けが可能であることを示しました（**図4**）[12]。全体には，血液検査を使用しない PPI と **PiPS-A** はどこでも実施可能性が高いのですが，PPI は項目数が少ない分，予測精度は今ひとつでした。つまりは，①まあまあの予測精度で簡便でどこでも実施可能な PPI は毎日の臨床で使用することができる，②「確実な（より精度の高い）予測が必要だ」というここ一番の場面では客観性・精度ともに優れる PiPS model がよい，③医師の予測や血液検査が可能であれば PaP Score も高い精度をもっている，といったあたりが今のところの結論です。

- **PiPS-A**
予後予測尺度の PiPS models（⮕ p.159）の1つで，血液検査の結果が含まれない予測モデル。もう1つの PiPS-B は，血液検査の結果を含む。

ACP のための Framework
「この患者さんが亡くなったら驚きますか」（surprise question）の登場

▷「ACP が必要な人」を見つける

そんな中，ACP を直接念頭に置いて予後予測をする方法として提案されたのがサプライズクエスチョンです。「1年以内にこの患者さんが亡くなったら驚きますか？」と自問することで予後を予測するサプライズクエスチョンは，臨床研究から生じたのではなく，イギリスで 2000 年代前半から取り組まれた Gold Standard Framework で使用されました[13]。

Gold Standard Framework は，イギリスの家庭医が，地域で将来終末期ケアが必要になる患者を早く見つけて，地域の看護師と患者をピックアップし，総合的なケアの立案を促すものです。

- **地域の看護師**
日本でいうと，むしろ保健師に近いイメージかもしれません。

策定当時，同僚が現地に見学に行ってきた時，「そんなん，見つけられたらいやじゃないん?」，と聞いたら，同僚が「見つかった住民の人に，あなたはゴールド市民よ，ゴールドよ!! とか，おおげさに言ってたわぁ」と教えてくれました。ものは言いよう，ってとこでしょうか。

イギリスの家庭医は，日本の開業医のイメージとは異なりその地域の患者全員の健康に責任をもつので，その患者の中から，「ACPが必要な人」（当時はそうは表現していませんでしたが，備えが必要な人）をなんらかの方法で見つけ出す必要があるわけです。がん患者に限らず，すべての疾患，いや，疾患がなくても対象者を「見つける」必要があったのです。そして，当時わかっていたこととして，医師の直感は当てにならない，かといって，患者全員をなんらかの尺度で評価するのは非常に煩雑である，そもそもがん以外の疾患では予測方法が確立していない，という背景から，「1年以内にこの患者さんが亡くなったら（自分は）驚くか?」と自問して，「驚かない」だったらACPの対象者として意識しよう，という枠組みを提案しました。

この辺はイギリスの面白いところだなと思うのですが，米国だったらそもそもこのサプライズクエスチョンにエビデンスがあるのか? を調べてからにしようよ，とか言いそうですが，イギリスはどちらかというと専門家の意見で枠組みだけ決めるという考えも尊重されるので，サプライズクエスチョンでとりあえずはいいということになりました。

▶サプライズクエスチョンはどういう状況に有用か?

実際に運用されてから臨床研究が行われるようになり，がんだけではなく，いろいろな疾患の患者に対するサプライズクエスチョンの予測精度が調べられています。2017年のメタ分析では，複数の疾患で予測精度が0.51～0.82（1で完全に一致），平均0.74程度とされています[13]。日本のがん患者では，予測精度そのものはあまり高くないのですが，スクリーニング性能（つまり，驚かないと言った人全員が本当に亡くなったのではないけど，実際に亡くなった人については驚かないと思っていた）は感度が0.9以上でした[14]。

つまり，サプライズクエスチョンは，（なんとなくイメージできる通りなのですが），「しっかりこの患者さんの予後を推定するぞ！」ということを目的としているのではなく，亡くなる可能性の高い人，つまり，ACPが（本当は不要かもしれないけど，不要ならそれはそれで嬉しいことだけど）必要になる人をスクリーニングする感度は高そうだ，といえます。

　予後予測尺度が複数作られている現在，尺度特性に従って使用方法を整理する必要があると多くの人が感じています。本来は，「どういう状況で使用するか？」によって必要とされる尺度特性が異なるということでしょう[15]。ACP文脈では，感度が高く，簡便なことが歓迎される尺度特性です。つまり，患者の余命をぴたりと当てる必要はない（そもそもできないかもしれない）のですが，簡便な方法で，ACPを始めたほうがいい人を見つけるという特性が必要ということになります。

もう1つの方向性
客観的な指標のみで予測が可能になる？

　予後予測研究の本流となってきたもう1つの流れは，項目数が増えてもいいから精度と客観性を改善しようという流れです。ここには2つの観点があります。

　1つは，スマホ時代ならではの観点です。これまでは，現場の医師や看護師が直感的にわかるように，「何があれば何点」と，簡単な尺度作成を行っていました。でも，精度が重要なら，項目はいくら多くてもいいので，スマホに数値や画像をとりこんで高い予測精度になるなら，項目数を増やしてもいいのでは？という考えです。

　もう1つは，客観性です。PPIでもPaP Scoreでも，結局は，尺度得点を安静時呼吸困難や経口摂取量のような主観症状に重く配点されます。実際に，「呼吸困難があるか」「せん妄があるか」を人が判断するのですから，人による判断の差が出てきます。そうではなく，血液検査や心拍数など客観的な指標だけで予測できないか？という観点があります。

　この流れに沿った予測尺度には，Objective Prognostic Score（OPS）やPiPS modelsがあります[16,17]。PiPS modelsは，人間の頭ですぐには計算できませんが，精度が上がったという点において「スマホ時代」の予後予測方法といえます。

▶客観的指標のみで個人の生命予後を予測する

　客観性重視の方法をさらにもう一歩進めた研究として，2018年，日本から，客観的指標のみを用いて「個人の生命予後」を高い精度で予測する予測モデルが提案されました[18]。Objective Prognostic Index for Advanced Cancer（OPI-AC）と暫定的に名付けられたこの尺度は，それまでに予測精度が最も高いとされた PiPS models の精度を上回るものでした（表3）。つまり，完全に客観的指標（血液検査と心拍数）だけで計算しても（医師の診察を行わなくても），医師による評価を含んだ予測よりも精度が高いという結果になりました。

● **PiPS models の精度を上回る…**
OPI-AC の予測精度は，AUC（area under the curve）で測定しています。AUC は，ROC カーブといわれる予測精度を示した曲線のカーブ下の面積を指します。この面積が大きいほど精度が高く，1.0 なら完全に予測できているということになります。

表3 血液検査と心拍数だけから予後を予測する指標：OPI-AC

	予測式	OPI-AC の予測精度（AUC）	従来の指標（PiPS）の予測精度
7日	心拍数 + BUN + アルブミン	0.77	－
14日	心拍数 + BUN + アルブミン + 呼吸数 + クレアチニン + （C 反応性蛋白）$^{-1}$	0.81	0.86
30日	心拍数 + $(BUN)^{-1}$ + $(BUN)^{-2}$ + アルブミン + （リンパ球数）$^{-0.5}$ + （総ビリルビン）$^{-0.5}$ + $(PLR^5)^{-2}$	0.89	0.87
56日	心拍数 + $(\log_{urea}^{-2})$ + $(BUN)^{-2}$ + アルブミン + リンパ球数 + （総ビリルビン）$^{-1}$ + $(PLR^5)^3$ + LDH	0.90	0.83
90日	心拍数 + $(\log_{urea}^{-2})$ + $(BUN)^{-2}$ + アルブミン + 好中球数 + （総ビリルビン）$^{-0.5}$ + $(PLR^5)^{-2}$ + LDH	0.92	0.82

＊ BUN：血清尿素窒素　PLR：血小板 / リンパ球比　LDH：乳酸脱水素酵素

〔Hamano J, Takeuchi A, Morita T, et al.: A combination of routine laboratory findings and vital signs can predict survival of advanced cancer patients without physician evaluation: a fractional polynomial model. Eur J Cancer, 105:50-60, 2018.〕

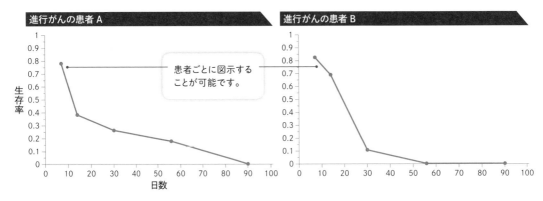

図5 OPI-AC による「その患者の」予測される生命予後

〔Hamano J, Takeuchi A, Morita T, et al.: A combination of routine laboratory findings and vital signs can predict survival of advanced cancer patients without physician evaluation: a fractional polynomial model.Eur J Cancer, 105:50-60, 2018.〕

OPI-ACでは予測する時期の設定は任意で，関心のある日時（7日，14日，30日，90日など）に変更することができます。これまでの予測モデルが一次回帰式のみを用いていたのに比べて，変数の変換を行うことで精度の高い予測がさらに可能になりました。結果のアウトプットも，「その患者の」予測される予後がグラフで示されます（図5）。血液検査や心拍数からの計算なので，「全く同じ数値の患者」であれば同じグラフになりますが，少しでも違うと微妙に違う予測曲線が描かれるためです。リアルタイムに「その患者」の生命予後を予測できるという強みがあることになります。

▶生命予後の予測は専門家の特権ではなくなるかもしれない？

客観的な変数で生命予後を予測する方法が決まってくるという現象は，ACPとの関連では大きな意味をもっています（表4）。つまり，それまでは，予後を予測することは医師だけに許された特権（能力）だったわけです。しかし，血液検査値がデータ源であるということになれば，それを入手した患者も同じように予測をすることができるようになるということです。患者によっては，医師と話しにくいこともあるでしょうし，医師に聞いても，そもそも「そんなことはわからない」という返事が（善意にしろ答えにくさの表現であるにしろ）返ってくる時があると思います。でも，予測する技術が向上することで，「もしも，自分が本当に知りたいなら」，（完全なものではないという前提の上で）数値を入力し，医師に頼らなくても自分自身で確認することができるようになることを意味します。

さらに，この予測は，一度だけではなく，刻々と変わる自分の状態に合わせて，何度でも繰り返して行うことができます。「今行っている治療で，アルブミン値がこれくらい回復したらどうなるか」という予想をすることもできます。このようなシミュレーション

表4 **客観的な指標だけで予後の予測をすることの意義**

- 医師を経由しないで患者自身が自分の将来を予測することができる。
- 何度でも繰り返してその状況での予測をすることができる（アルブミン値がこれくらい回復したらどうなるという，今起きていないことの予想をすることもできる）。
- 生命予後だけではなく，「飛行機に12時間乗って旅行することのできる期間」「思考力が完全に明確で今と同じ作業ができる期間」「しっかり話して伝えたいことができる期間」「おいしいものをおいしいとわかることが確実にできる期間」のような予測も可能になる。

は，最近では，資産運用で見られるものと似ています。数十年前
は，投資や貯蓄のノウハウは銀行員や証券会社の専門家しか知らな
いことでした。今や，自分の資産や給与，何歳に仕事を辞めて，ど
れくらいの生活をするかを入力することで，死亡までに受け取る年
金額，投資資金の増減がひとめでわかるシミュレーションが頻繁に
行われています。もちろん，数値の意味をよく知っているナビゲー
ターが（この場合はフィナンシャルプランナーや保険の外交員で
しょうか）いるほうが心強いのですが，いずれにしろ，情報はすで
に専門家のためだけのものではない時代を感じさせます。

　もう1点。ここでは生命予後の話をしていますが，そもそも人
は，生命予後そのものを知りたいのではなく，どこかに行きたい，
話しておきたい，これこれはしておきたい，ということが予測する
上でより大事な「アウトカム」だといえます。これらを機能的予後
といいます。「飛行機で旅行することのできる期間」「思考力が完全
に明確で今と同じ作業ができる期間」「しっかり話して伝えたいこ
とができる期間」「おいしいものをおいしいとわかることが確実に
できる期間」などを計算することも理論上可能です。客観的な指標
による予測に至り，生命予後予測研究のACPとの接点は以前に考
えられていたよりもさらに大きくなってきているといえます。

> あなたは残された時間で何をしておきたいですか？
> 本書の主執筆者の森先生は，辞世の句を詠んで
> 句集を出すことが絶対的に必要だそうです。

▷AIによる予測の役割

　生命予後の予測方法としては，ディープラーニング（AI自己学
習）も方法論としてあります。例えば，「AIが緩和ケアを変える
（Improving palliative care with deep leaning）」と表題をつけら
れた研究では，「生存」と「死亡」を見分ける学習を重ねたAIが
患者の診療記録だけから，患者の余命を予測するシステムが開発さ
れました[19]。ディープラーニングとこれまでの解析方法の大きな
違いは，従来の予測モデルでは，変数を変換したとしてもなんらか
の目に見える根拠があり，医学的な説明が可能な予測スタイルを
もっていました。ディープラーニングでは，人間の理解しようとす

るニューロンネットワークを層にして，ブラックボックス的な予測方法になるところに好き嫌いが生じるようです。

　予測は AI の最も得意とするところであり，大量の毎日毎日変わるデータから一定のパターンを抽出して予測精度を上げていきます。例えば，顔認証システムを使用したり，声認証システムを併用することでも，日常の状態から予後予測の精度はさらに上昇するのかもしれません。

　従来の予測方法が「気に入る」か，ディープラーニングが「気に入る」かは，「なんでそんな予想をするのかの原理がわかることを大事にするかどうか」の価値観にもよると思います。理由がわからない予測は信用できない，という人は変数変換などの予測式を用いた方法を，理由がわからなくても予測精度そのものがよければいいと考える人はディープランニングを選ぶのではないかと思います。

> そもそも予測が実際に使われる場面を想定すると，方法を1つに絞る必要はありません。理論的背景のわかるモデルと，AI 系の予測の両方を用いるという時代が来るのかもしれないですね。

予後予測研究と ACP
臨床にいかすためのひと工夫と今後考えるべきこと

▶ACP とのからみでいくと，疾患ごとの予後予測指標か，サプライズクエスチョン

　予後予測研究を ACP とのからみで捉えた時，臨床で役立ちそうなことをまとめてみます（表5）。この領域は今後年の単位で研究が進むと考えられている領域なので，現時点で，ということになります。

　まず，患者の予測される予後がわからないことが何かの障害になっているなら，疾患ごとの予後予測指標を利用することが挙げられます。進行がんでは，なるべく変数が多く，主観的な影響の少ない指標がよいでしょう。今のところ PiPS model は精度がある程度再

表5　予後予測研究が ACP の実践に役立ちそうなこと

- 患者の予測される予後がわからないことが何かの障害になっているなら，疾患ごとの予後予測指標を利用する。
- 進行がんでは，より客観性の高い PiPS model や OPI-AC が現状では適切である。
- ACP のきっかけとするなら，感度が高く汎用性の高いサプライズクエスチョンがよい。

現されていて，OPI-AC は今後の検証が待たれるという位置にいます。

　ACP のきっかけとするなら，感度が高く汎用性の高い（と見込まれる）サプライズクエスチョンがいいのではないかと思います。ただ，サプライズクエスチョンは予測精度そのものがちゃんと調べられているわけではないので，「頼りきり」は少し慎重にしたほうがいいと思われます。

▷今後の予後予測研究に問われること

　解析手法が変数変換であれディープラーニングであれ，「予測はできるようになる」というのが大勢の見方でしょう。予測する対象も，「余命」ではなく，「動ける」「食べられる」「話せる」といったより人間にとって理解しやすい，重要そうなアウトカムが設定されるようになります（データベースさえあれば方法論的にすでにいつでも可能なので）。患者自身が自らの血液検査や身体計測のデータを打ち込むことで，余命をある程度予測するウェブサイトは今でもありますが，今後内容がユーザーのためになるように改良され，さらに広く知られるようになるでしょう。一部は，**PREPARE** のような ACP 関連ウェブサイトと連動するようになるかもしれません。

　「患者の余命が（誰にも，不確実性のある前提ながら）予測可能という技術の進歩」を迎えた時，人間は何を考える必要があるのでしょうか。「予測できそうなことを実際に予測するか」「予測したなら，その結果をどのようにみなで共有するのか」「予測した（しなかった）ことで，どのように人はそれを幸せに結びつけることができるのか」が，研究というか，哲学的に社会や経験の中でリアルに問われていくことになると筆者は考えています。

- **PREPARE**
一般の人向けに ACP のハウツーをまとめたウェブサイト（⇒ p.97）

文献

1）Glare P, Sinclair CT, Stone P, Clayton JM: Predicting survival in patients with advanced disease. In Cherny NI, Fallon MT, Kaasa S, et al. (Eds.), Oxford Textbook of Palliaitive Medicine (5th ed.) pp.65-76, 2015.

2）Modonesi C, Caraceni AT, Maltoni M. Prognostic indicators of survival. In Bruera E, Higginson I, vonGunten CF, Morita T (Eds.), Textbook of Palliaitive Medicine & Supportive Care (2nd ed.). pp.997-1007, 2015.

📖 1，2）は代表的な緩和ケアの教科書。予後予測に関する章が立てられています。

3）Lamont EB, Christakis NA: Prognostic disclosure to patients with cancer near the end of life. Ann Intern Med, 134 (12):1096-105, 2001.
　📖 医師が生命予後を楽観視することを示したランドマーク的論文。

4）Amano K, Maeda I, Morita T, et al.: The accuracy of physicians' clinical predictions of survival in patients with advanced cancer. J Pain Symptom Manage, 50(2):139-46.e1, 2015.
　📖 日本の緩和ケア専門医でも患者の生命予後を楽観視することを示しました。

5）Pirovano M, Maltoni M, Nanni O, et al.: A new Palliative Prognostic Score: a first step for the staging of terminally ill cancer patients. Italian Multicenter and Study Group on Palliative Care. J Pain Symptom Manage, 17(4):231-9, 1999.
　📖 イタリアで開発された PaP スコアの開発のもと論文。

6）Scarpi E, Maltoni M, Miceli R, et al.: Survival prediction for terminally ill cancer patients: revision of the palliative prognostic score with incorporation of delirium. Oncologist, 16(12):1793-9, 2011.
　📖 PaP スコアに含まれていなかったせん妄を追加したもの。D-PaP と呼ばれています。

7）Morita T, Tsunoda J, Inoue S, et al.: The Palliative Prognostic Index: a scoring system for survival prediction of terminally ill cancer patients. Support Care Cancer, 7(3):128-33, 1999.
　📖 現在頻用されている PPI の開発のもと論文。約 20 年前になります。

8）Maltoni M, Scarpi E, Pittureri C, et al.: Prospective comparison of prognostic scores in palliative care cancer populations. Oncologist, 17(3):446-54, 2012.
　📖 予後予測指標の精度の比較をした初期の研究です。

9）Hamano J, Morita T, Ozawa T, et al.: Validation of the simplified Palliative Prognostic Index using a single item from the Communication Capacity Scale. J Pain Symptom Manage, 50(4):542-7.e4, 2015.
　📖 PPI の項目のうち，スコアをつけにくいせん妄をつじつまの合わなさに置き換えました。

10）Yamada T, Morita T, Maeda I, et al.: A prospective, multicenter cohort study to validate a simple performance status-based survival prediction system for oncologists. Cancer, 123(8):1442-52, 2017.
　📖 PPI の項目のうち，スコアをつけにくい Palliative Performance Status を ECOG の PS に置き換えました。

11）Hyodo I, Morita T, Adachi I, et al.: Development of a predicting tool for survival of terminally ill cancer patients. Jpn J Clin Oncol, 40(5):442-8, 2010.
　📖 同時期に複数作成された予後予測指標の 1 つ。日本で作成されたもの。

12）Baba M, Maeda I, Morita T, I et al.: Survival prediction for advanced cancer patients in the real world: a comparison of the Palliative Prognostic Score, Delirium-Palliative Prognostic Score, Palliative Prognostic Index and modified Prognosis in Palliative Care Study predictor model. Eur J Cancer, 51(12):1618-29, 2015.
　📖 予後予測指標をまとめて，精度と実施可能性など特徴がわかるように比較しました。

13）White N, Kupeli N, Vickerstaff V, et al.: How accurate is the 'Surprise Question' at identifying patients at the end of life? A systematic review and meta-analysis. BMC Med, 15(1):139, 2017.
　📖 サプライズクエスチョンの予測精度を調べたメタ分析。

14）Hamano J, Morita T, Inoue S, et al.: Surprise Questions for survival prediction in patients with advanced cancer: a multicenter prospective cohort study. Oncologist, 20(7):839-44, 2015.
　📖 日本の進行がん患者を対象にサプライズクエスチョンの予測精度を調べ，感度が高いことを示しました。

15）Hui D, Mori M, Morita T: Prognostication in advanced cancer: update and directions for future research. Support Care Cancer, 27(6):1973-84, 2019.
　📖 2018 年に行われた予後予測研究者の国際シンポジウムの結果をもとに，今後の予後予測研究の方向性をまとめたもの。

16）Suh SY, Choi YS, Shim JY, et al.: Construction of a new, objective prognostic score for terminally ill cancer patients: a multicenter study. Support Care Cancer, 18(2):151-7, 2010.
　📖 客観的な，ということを重視した予後予測指標。

17）Gwilliam B, Keeley V, Todd C, et al.: Development of prognosis in palliative care study (PiPS) predictor models to improve prognostication in advanced cancer: prospective cohort study. BMJ, 343:d4920, 2011.
　📖 客観的かつ予測精度を上げるために，臨床症状に血液検査など変数を多く取り入れた指標。

18）Hamano J, Takeuchi A, Morita T, et al.: A combination of routine laboratory findings and vital signs can predict survival of advanced cancer patients without physician evaluation: a fractional polynomial model.Eur J Cancer, 105:50-60, 2018.
　📖 血液検査と心拍数といった完全に客観的な変数から生命予後を予測する初めての指標。

19）Avati A, Jung K, Harman S, et al.: Improving palliative care with deep learning. BMC Med Inform Decis Mak, 18(Suppl 4): 122, 2018.
　📖 ディープラーニングを用いて，診療記録だけから患者の生命予後の推定が可能だったことを示すスタンフォード大学の研究。

11章

行動経済学×ACP
行動経済学はACPに福音をもたらすか？

Essence

- ACPに関わる意思決定上のバイアスとして，disability bias，availability bias，hot-cold bias，フレーミング，損失回避バイアス，デフォルト運用がある。
- 損失回避バイアスを利用することで，ACPを促進することができるかもしれない。
- デフォルト運用は強力に患者の行動を変えそうだが，ACPで利用していいのかという倫理的な直感的疑問がある。

　体力がなくなってきた，抗がん剤が効かなくなってきた…，もし動けなくなったら，話せなくなってしまったら，急に死んでしまったら…もうそろそろ考えておいたほうがいいんじゃないか，そういうタイミングが人間にはあります。そんな時の「合理的な判断」は，いざという事態になった時にそなえて（治療の効果がなかったことを想定して），先々困るかもしれないことをあらかじめ話し合っておくこと，なのでしょうが，人はそんな行動をめったにとりません。どうしてでしょうか。

　本章では，行動経済学という不合理な意思決定を研究してきた学問体系からACPを見つめてみます（筆者の専門というわけでもないので，時々間違いがあっても，大人の対応でお願いします）。

医学と行動経済学
「どうやって人に望ましい行動をとらせるか？」

　本書で「行動経済学」という言葉を初めて見る読者のために，概要を少し書いておきます。

　行動経済学は，心理学と経済学を合わせたような学問です。もともとは，経済学では人間は合理的な判断をする（確実に利益になる

ことを選択する）ことを前提として研究が行われていたわけですが，心理学の人たちとの交流の中で，「いや，人間，合理的に決めるなんてできるわけないじゃん」という話になり，人間は合理的な判断なんてできないことを前提に意思決定にどういうバイアスがあるかが調べられるようになりました。

　最終的な目標は，（経済学なので），「どのようにして人にものを買わせるか」が主題となっていますが（厳密には違うかもしれません），医学との関連領域では，「どうやって人に望ましい行動をとらせるか」がテーマとなります。禁煙―吸わないほうがいいとわかっているのに吸ってしまう，ダイエット―したほうがいいとわかっちゃいるけど今日は食べちゃう，とかですね。がん領域だとがん検診も関連領域に含まれます。最近，ACP領域でも行動経済学を前提としたものが見られるようになってきました。

ACPに関係しうる行動経済学上の概念
臨床的に変えられ「ない」ように見えるバイアス

　行動経済学で示してきたバイアスのうちACPに関係していそうなバイアスには，臨床的に変えられる（かもしれない）ものと，臨床的には変えられそうにない（ように見える）ものとがあるように見えます。まず，臨床的に変えられ「ない」ように見えるバイアスをいくつか見てみましょう（ 表1 ）。

表1 臨床的に変えられ「ない」ように見えるバイアス

バイアス	もともとの意味	ACPにおける意味
disability bias	意思決定する時の基準は，今の基準をもとにしていて，いざ意思決定する時（状態が悪くなった時）には基準は変わっている	将来的にこうなったらと考えていても，実際にそうなってみたら感じ方が違う（寝たきりになる前は寝たきりになったら意味がないと思っているけど，そうなったら他のことに喜びを見出す）
availability bias	確率的には非常に稀なことであっても，実際に体験した人が知り合いにいれば，体験したことが生じる可能性を大きく見積もること	「九死に一生を得た」体験をしている人がいれば，効果が見込みにくい治療でも効果があるように感じられる
hot-cold bias	感情がhotな状態にある時は，起こりうる不利益を過小評価しがちである	不安が強い（「まずい」と思っている時）と治療の効果を大きく見積もり，ACPに対して消極的になる

▷disability bias
──「実際になってみないとわからない」

最初に，それを言っちゃあ元も子もないというものに，disability bias があります。これは，簡単に言えば，「いくらあらかじめ考えておいたって，実際になってみないとわかんない」というバイアスです。バイアスというか，人間の本質というか…。

例えば，「寝たきりになったら生きていなくてもいい」とか言っていても，実際にそうなると健康な時には感じられなかった「小さなこと」が幸せに感じられる（から，生きていたいと思う）ようなことです。お酒を普通に飲めたり，家族の作ってくれたなんてことないお味噌汁がとってもおいしく思えたり…。健康な時にはその価値には気づかなかったことにも，実際に具合が悪くなると気がつくようになります。「実際にそうなってみると，健康な時に思っていたほど悪くない」ってことですね。

臨床にいる人には本当によくわかると思うのですが，「お水一杯，こんなにおいしく飲めるなんて，なんで今まで気がつかなかったんだろう」という患者さん，多いですよね。

実証研究では，例えば人工肛門のある患者の Quality of Life（QOL）は人工肛門のない患者が想像するよりよいとか，終末期の患者さんが付ける QOL 得点は医師や看護師など誰かが想像して付ける得点よりずっとよい，というのもこの現象を表しています。

このことを真剣に考えると，そもそも人間は，「実際に体験するまで」どうなるかを事前に基づいて決めることなどできないのではないか，という気にもなってきます。そうすると，ACP なんてやっても意味ないじゃん，と思わないでもないのですが，それを言ったら元も子もありません。結論はともかくとして「考えておく」というのは（話し合う過程であれやこれやの価値観や大事にしていることもわかるから）大事，ということになっています。

臨床上の対応としては，むしろ，本当にそうなった時には意思決定自体があらかじめ考えていた時とは変わることを当たり前だと思う，ということが進められています。「1 回決めたからそれに従わないといけないわけではない」から，ACP が「プロセスである」と強調される点でもありますね。違った角度からの対応としては，「なるべくそうなった時のイメージが湧くように」，ビデオや（さらに将来は）バーチャルリアリティを使うというのも，多少なりともこの方向へ働いているのかもしれません。

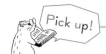
「寝たきり」に注目すると見えなくなるもの

d　isability bias に関連して，focusing illusion というのがあります。これは，「…になりさえすれば幸せになるのに」のように，何かの選択にあたって，今関心が向いている特定のことのみを基準としてものごとを考えてしまうことによるバイアスです。もともとは，幸せの研究で最も多く研究されているようですが，「お金さえあれば幸せになれるのに」「結婚さえすれば幸せになれるのに」とは言っていても，実際にそうなっても幸せにはならないことを説明しようとします。

　終末期に関することでは，例えば，健康な時に「もし寝たきりになったら」といって希望を考える時は「寝たきりになったら」にのみ焦点が当たっています。しかし，実際に寝たきりになって自分の生きる価値を考える時は，「寝たきり」（動けないこと）はごく一部のはずです。自分の家族の来年の仕事，孫が生まれるかもしれない，去年庭に植えた桃が今年は鳥に食べられずに実をつけるかもしれない，不況で自分が生きていないと大事な人の収入が減って困ってしまう…今注目している「動けなくなる」こと以外の（今焦点の当たっていること以外の）とてもとても多くのことが意思決定に関わります。

▷availability bias
──「あの人がそうだったから，きっと自分も」

　2つ目，「ちょっと対応しにくいなぁ」と感じるのは，availability bias です。availability というのは意思決定する時に気楽に（まず，すぐに，そのまま）使われるという意味で，「客観的な情報より，知っている人や自分の体験談が大きく決定を左右する」現象を指します。想定されているような数値や確率ではなく，その人の知人の体験に意思決定が影響されることから「surprising power of neighborly advice」というタイトルの論文が 2009 年の Science 誌に掲載されています。例えば，もう臓器不全がかなり進行した状態が続いた後に心肺停止が生じると蘇生で回復する可能性は限りなくゼロに近いとほとんどの医師は考えるでしょうし，統計数値もそれを意味しているでしょう。しかし，もし，「ごく親しい知り合いに（あるいは自分が）本当に本当に九死に一生を得た」ような体験をした人がいれば，蘇生を選択しやすくなることを指します。

　筆者の臨床経験でも，統計的には数か月の生命予後（のはず）だった人が，本当に確率的には少ないことですが，毎回毎回すべての治療をくぐりぬけ，治療の効果がなくなった頃に受けた治療がまた効いて…という人はいらっしゃいます。もし，このように「例外的」であっても，ものすごくよくなった人を直接知っていれば，目

の前に示された数値より実際に知っている人の経験に影響されそうです。このバイアスは逆にも働くので，例えば，数字的には95%大丈夫な治療でも知り合いに危険な目にあった人がいたら，治療を受けない方向の判断にバイアスされます。

　筆者が思いつくのは，ステロイドの投与を受ける時に感染症の予防でバクタ®という抗菌薬を飲むのですが，ごく稀に，全身にひどい皮膚障害を生じることがあります。本当に稀ですが，実際に体験した患者の家族なら，自分はその薬は飲みたくない（いくら可能性は低くても），と思うのは自然な気がします。頭の中で知識として知ることと，実際に体験を通じて感じることとは違います。

この患者さんには availability bias があると感じた場合でも，「それは極端なケースで…」「一般的にはそういうことはなくて…」といった言葉はあまり心に届かないようです（そもそもこれは「バイアス」なのかな，というのも気になるところです）。

▶ hot-cold bias ——「これより悪いことは起こるはずがない」

　3つ目。hot-cold bias もなかなか対応しにくいバイアス（というか，人間の本性？）です。これは，「感情が hot な状態にある時は，起こりうる不利益を過小評価しがちである」というバイアスを指します。例えば，命の危機が迫っている（と認識される）時は治療によるリスクを過小評価する，例えば，下肢麻痺に急になった時にはその後，傷が治らないかもしれないリスクを過小評価する，といったことを指します。感情が ACP に与える影響は驚くほど研究されて「いない」ようですが，「感情」の働きはもっと注目される価値がありそうです。

ACP に関係しうる行動経済学上の概念
臨床的に変えられ「るかもしれない」バイアス

　意思決定バイアスの中には，バイアスを変えるというか，そのバ

表2 臨床的に変えられ「るかもしれない」バイアスと臨床的対応

バイアス	もともとの意味	ACPにおける意味	ACPに当てはめた場合にありうる臨床的な対応
フレーミング	効果がある，効果がないなどのフレーミングによって情報が異なる	「5％有効である」と，「95％効果がない」は同じ情報のはずだが意思決定に大きく影響する	特に確率の低い治療の場合は，他のフレーミングに言い換えることで意思決定が変わる可能性を確認する（とはいえ，なかなかネガティブフレーミングを実臨床では言いにくい）
損失回避バイアス（現状維持バイアス）	人は得するものよりも損するものに鋭敏に反応して意思決定をする（「損しないように」意思決定する）	ACPをするということは損益を確定させることになると捉えられればACPを行わない。ACPをすることで損失が回避されると捉えられればACPが行われる	ACPをすることで損失が回避される（今の家族にとって負担が減る，将来の自分にとって困ることが減る）と考えるならやりやすくなる
デフォルト運用	デフォルトになっているものを選択しやすい（臓器移植で移植可をデフォルトとしている国がある）	DNAR，ホスピスの選択は自分からの希望になるので選択されにくい	いつ話すかは決められないので，これこれの時にまず1回話すというのをデフォルトとする（話さない権利はもちろんある）

イアスを利用することによって患者を「望ましい行動」に導くことができるものがあります（**表2**）。

> このACPを進めることが，禁煙やダイエット，がん検診のように「望ましい行動」なのかどうかが今ひとつすっきりしない気持ちが筆者にはあるのですが…。

▶フレーミング——「5％有効」と「95％無効」ではインパクトが異なる

　まず，フレーミングです。フレーミングは次に説明する損失回避バイアスと表裏です。医学領域で有名なフレーミングの事例は有効率の表現で，「5％有効である」と「95％効果がない」は同じ情報のはずですが意思決定に大きく影響します。実臨床でそのまま使うことはないですが，「5％生存できます」と「95％死亡します」が与えるインパクトは相当違うことが幾度となく確かめられています。

　もしいくらかの対応をするならば，特に確率の低い治療の場合は，他のフレーミングに言い換えることで意思決定が変わる可能性を確認することは選択としてあるでしょう。とはいえ，なかなかネ

ガティブフレーミングを実臨床では言いにくいものです。「有効率10%くらいです」と説明した後に，「90%は効かないっていうことです（90%はなかなか厳しいということなんですが）」とか，もごもごそんな言葉になってしまうと，（どういう非言語的コミュニケーションを使ったとしても），なんか「この先生，いやだ」と思われそう…。「年末ジャンボ宝くじ，1,000万分の1の確率で当選！」と言われると，ちょっとは当たるかもと思いますが，「99.9999999…%（ちょっといくつ9がつくのかわかんない）当たらない，と言われたら買わないかなぁ。

この理由を行動経済学の外からもってくると，確率が低い治療の状況では，医師と患者とに共謀関係（collusion）が成り立っているという有名なエスノグラフィーの研究があります[1]。「今後よくならない」ことを正面から話し合うことは，患者自身にとってもとてもつらいことですから，何か，他の話題を話すほうがほっとするわけです。例えば，「病気の進行が止まらないかもしれない」，そんなシビアな話題になりそうな時に，「ああ，そうだ，そういえば次のCTの予約は…」と医師が話すと，患者自身も「ああ（顔が明るくなる），CTの予約ですよね」（と，自分でコントロールできる話題になるとほっとする），という現象は典型的です（ 図1 ）。

筆者の場合でも，深刻な話になった時に，患者さんから「お気楽な」話題になってもらうと，それはそれで安心することが無意識にもありそうです。

シビアな話題になりそうな時にコントロール可能な別の話題を振ってもらえるとほっとする。そんな場面は臨床でもよくあります。

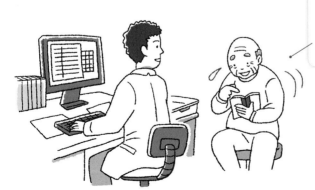

図1 医師と患者の共謀関係（collusion）

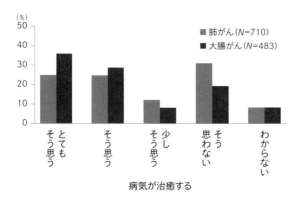

図2 進行がん患者の病状の認識

〔Weeks JC, Mack JW, Schrag D: Patients' expectations about effects of chemotherapy for advanced cancer. N Engl J Med, 367: 1616-25, 2012.〕

　この現象はある研究を思い起こさせます[2]。米国で行われたCan CORSといわれる有名なコホート研究（➡ p.123）で，「病気が治る」と思っていた進行がん患者が予想より多かったのですが（図2），一方で，「治らない」と正しい認識をもっていた患者は，医師との信頼関係を低く評価していました。簡単にいうと，自分の病気のことを「正確に認識していた」患者は，医師にいい気持ちをもっていなかったということです。この論文の結論が少し目を引くのですが，"Physicians may be able to improve patient understanding, but this may come at the cost of patient satisfaction with physicians." 〔医師は（説明をするなりして）患者の病状理解をよくすることはできるけれども，それは，患者の医師に対する信頼を犠牲にするのかもしれない〕，としています。「病状のことを理解してもらおう」と思えば思うほど，「あの先生，はっきり言いすぎる・冷たい（いや，本当に患者さんのためを思っているんだけど…）」という現場の苦悩をよく表現した研究だと思います。「患者のためを思って」であっても，正確なことを伝えようとすることは，共謀関係を壊してしまうことにつながるともいえそうです。

▶損失回避バイアス──人は損をしたくない

　2つ目，損失回避バイアスです。これはもともと，人間の意思決定は，「利益が出る」ことよりも，「損失が出る」ことに敏感であることを利用した，マーケティングによく利用される方法を指します。欧米では医療行為にも広告がよく用いられますが，最も頻繁に用いられるのが，「今のままだと収入で一生のうちに30%損します

よ」のようなアピールです。したがって，生存に強く価値を置いている状況でACPをするということは，（死亡するという）損益を確定させることになると捉えられれば「ACPを行わない」，でも，ACPをすることで何かの損失が回避されると捉えられれば「ACPが行われる」ことになります。

損失回避をACPに応用する研究がいくらかあり（後述），ACPをすることで損失が回避される（今の家族にとって負担が減る，将来の自分にとって困ることが減る）ことをきっかけにしてはどうかとされています。

▶デフォルト運用──「これはみなさんに確認していることなのですが…」

3つ目，デフォルト運用です。これはかなり強力なナッジ（しかけ）で，望ましいと想定される行動を「拒否しない限り」患者が実施するように仕組みを作ってしまうことです。最近の臓器移植などもそうで，「いいえ」がなければ「するとみなす」，のイメージです。DNAR，ホスピスの選択を患者自身が希望してからとなると選択されにくいので，最初からこれこれである，のような設定をしておくというのが具体的な方法になります。

デフォルト運用は，通常，組織的に行われるもので，「患者が『いいえ』としなければ，最初から，延命治療は"希望しない"にチェックが入っている」といったものです。組織的にではなく，個々の患者に対して臨床上できることを考えるとすると，「これこれの時にまず1回ACPについて話す」というのをデフォルトとすることが該当します。例えば，「2回目の抗がん剤をする時にはみなさんに確認しているんですが」「施設から病院に一度入院して退院される時にはみなさんに聞いているんですが」…，などでしょうか。

実臨床に引き付けた行動経済学の研究

▶フレーミングの古典的研究──医師の伝え方によって治療の選択は変わるか？

ACPと直接関係があるわけではないのですが，わかりやすいの

で古典研究を1つ，フレーミングの影響を見てみます。例えば，
「90%治る」というのと「10%死亡する」というのは明らかに同義
ですが，実臨床でもフレーミングの仕方によって治療の選択は変わ
るのでしょうか？ これを見た初期の研究を紹介します。N Engl J
Med に掲載されている有名な研究もあるのですが，ややわかりに
くいので，その前の疫学系の雑誌に出たものを紹介します[3]。

　がん患者154名，健常者128名を対象としてインタビュー調査
を行いました。治療を想定して，「○%の確率で生存する」（ポジ
ティブフレーム），「○%の確率で死亡する」（ネガティブフレーム）
に加えて，中立的フレームとして，「○%の確率で生存，つまり，
○%の確率で死亡する」（中立的フレーム）を提示し，○%のところ
を10%きざみで変更して患者の意向を聞いています。

　意向の聞き方は，多少の計算上の処理をしていますが，大ざっぱ
に数字がゼロから減るほど「100%生存する」に比べて希望しなく
なる，という指標だと理解しておいてください。

　患者，健常者のいずれもが，フレームの影響を受けていました
（図3）。グラフが下にいくほど希望しない傾向になることを示し
ていて，2つの特徴がわかります。

　1つは治る確率が大きいところではフレーミングの影響はあまり
ないけれど，治る確率が低くなればなるほどフレーミングの影響を
受けやすい。つまり，「90%治る」と「10%死亡する」とか，
「80%治る」と「20%死亡する」ではあまり差がないけれど（そう
はいってもいい結果が期待される時），その逆の場合，治る確率が
10%の治療を想定した場合は，「10%治る」と「90%死亡する」で

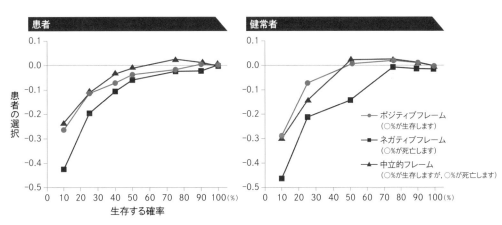

図3 フレーミングによる患者の治療の選択の変わり方

〔O'Connor AM: Effects of framing and level of probability on patients' preferences for cancer chemotherapy. J Clin
Epidemiol, 42(2):119-26, 1989.〕

は大違いに聞こえるということのようです。

　もう1つは，中立的なフレーミング（両方を言う）と，ポジティブなフレーミングに近くなる—「20%治る」と「20%治りますが，80%は死亡します」は割と近いけど，ただ「80%が死亡します」とはかなりの差がある，というところでしょうか。

　このような効果は日本人のがん患者でも確かめられています[4]。1年以内にがん治療を受けた経験のある患者1,360名を対象とした研究でも，有効率をいろいろ変えてポジティブフレームとネガティブフレームで患者が治療を希望するかを調べましたが，一貫して，フレーミングの効果が見られました（図4）。

　これらはすべて実験的研究なので，状況を簡単にしていますが，通常の臨床でも，どのようなフレーミングを用いるかで人の行動が変わる可能性を念頭に置いておくことの重要性を教えてくれます。「有効率は10%くらいです」を「90%は効かないっていうことです」に言い換えるのはちょっと常識的にどうかな，というところがありますが，例えば，ベストシナリオ／ワーストシナリオという技術がありますので，「一番いい場合では…もありますが，一番よくない結果だと…という可能性がわりとあって，平均的には…が予想されます」くらいの言い換えだと臨床現場的にはありえるかなと感じます（わざわざ「有効率」を聞かれているのに，無効な率で回答する医師はいなさそうなので）。

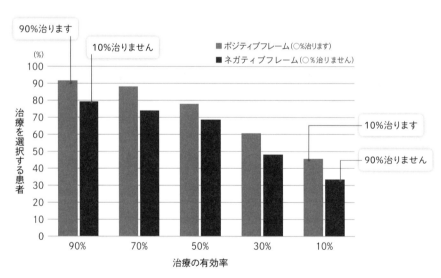

図4　フレーミングによる患者の治療選択の変わり方
〔吉田沙蘭，平井啓，佐々木周作，他：説明のフレーミングが患者の治療選択におよぼす影響．日本サイコオンコロジー学会，2018より作成〕

▶フレーミングの最近の研究
――心に届くのは利得よりも損失回避らしい

　フレーミングを ACP に使った最近の研究として，このようなものがあります。行動経済学そのものではないようですが，社会心理学領域では，人間が何か行動するのは，「いいことがある（利得）」か，「まずいことを避ける（損失回避）」の動機だと仮定して，一番行動が変わるのは，もともとのモチベーションと逆の方向の助言を得た場合，と考えます。つまり，「もうからなそう」と思っている人に，「もうかりますよ！」と言ってもあまり心は動かないけど，「損を避けられますよ」と言えばよい，「防げる損はなさそう」と思っている人に「こんな損が避けられますよ！」と言っても心は動かないけど，「こんな得することもありますよ」と言えば心が動きやすい。注意している方向と逆からくるのがいいのかな，という感じです。ACP にセールストークかよ，みたいですが。

　進行がん患者で，ホスピスへの紹介を題材にして実験を行いました[5]。42 名の進行がん患者がもしもの話としてどういう選択をするかを問われます（実験です，本当に自分が今選択することではありません）。患者を 2 群に分け，A群では「もしホスピスプログラムに入るとしたら，（起こりうる）いいことを考えて 3 つリストしてみてください」，B群では「もしホスピスプログラムに入るとしたら，避けられることを考えて 3 つリストしてみてください」と検討を促します。患者の 2 通りの動機（いいことがあるかも／損失があるかも）に対して医師の 2 通りの説明がありますから，合計 4 通りになるわけですが，それを，（患者の動機と）「同じ方向の説明をした」か「違う方向の説明をした」かで比較しました。

　結果としては，違う方向で説明したほうが患者の気持ちが変わりやすかったと結論しています。趣旨として，患者は「今ホスピスに移ってもいいことがない」と認識していることが多いので，「いいことがありますよ」ではなく，「ホスピスに行くことで，よくないことが避けられることが何かありませんか？」と伝えてみるのはどうだろう，と提案しています（図5）。つまり，研究結果からは，医師は患者の動機と逆を説明したほうがいいということなのですが，実臨床上患者さんがいいことがあると思っているわけではないということから，損失を回避するメッセージが有効ではないかということです。例えば，家族と過ごせる，苦痛なくいられる，通院しなくても家に来てくれる，とかいう利得を述べるのではなく，「今

● **ホスピス**
米国なので，ホスピスというのはおおむね終末期の在宅サービスを指しているとイメージしてください。

● **結果としては…**
解析の仕方を何が何％増えたとか減ったとか書いてくれればわかりやすいのですが，ちょっとわかりにくい解析方法なので結果は省略します。

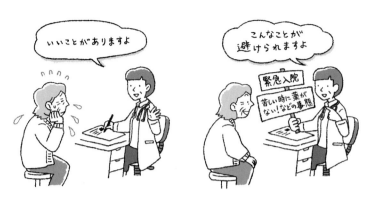

図5 損失を回避するメッセージ

ホスピスを利用しておくと，急に入院してそれっきり家族と会えなくなる（という損失）を避けられそう」「今ホスピスを利用しておくと，いざ苦しくなった時に，苦しいのを取る方法がなくなる（という損失）を避けられそう」「今ホスピスを利用しておくと，通院できなくなった時に，急に薬がもらえなくならずにすみそう」のような感じです。

　同じことをACP文脈で考えると，「今もしものことを話し合っておくと，…が避けられそう」というメッセージは効果的に作用するかもしれません。頭に浮かぶのは，（このまま急に死んだら），家族が土地のことでもめそう，この家どうするんだろう，子どもと嫁で争いになりそう，もう何年も（何十年も）会っていない家族が出てきてこれこれしてくれと急に言われる…とか，何か「困ったこと」をイメージして，「困ったことが回避できる」というメッセージの有効性は現場に近い感じがするので，少し考えてみてもいいかなと筆者は思います。

でも，「今これこれしておかないと，あなたヤバいですよ〜」というのは，あまり使うと脅迫みたいになりそうですよね…。

▶ACP を促進するためにデフォルト運用を使った研究

　デフォルト運用はなかなか強力な道具で，本当にACPなんかで使っていいのかなと思うのですが，Halpernというフィラデルフィ

アの先生がよく研究しています。がん診療のみならず救急医療など幅広い範囲での臨床応用が想定されています[6, 7]。リアルな患者を対象としたランダム化比較試験が行われているようですが結果がまだ公開されていないので，その前段階の実験を紹介しておきましょう[8]。

132名の終末期の患者に対して，**AD（Advance Directive）**を取得する際に，書類の「延命治療をしない（**comfort-oriented care**）」と「延命治療を行う（life-extending care）」のいずれかを選ぶ欄のところを，下記の3つにランダム化し，考えて記入してもらいました。

① 最初から「緩和ケア」にチェックが入っている
② 最初から「延命治療」にチェックが入っている
③ 何もチェックが入っていない（これが現状運用されているものです）

その後，「実は，このチェック，最初から実験的に付けたものなので，もう一度見直してみてくださいますか」といって再検討をしてもらう，という介入をしました。

結果は，緩和ケアを選んだ患者は，デフォルトに緩和ケアを設定すると77％，設定なしだと61％，デフォルトに延命治療を設定すると43％でした（**図6**）。興味深いことに，「これ，実験で，ここにチェックをあらかじめ入れてあるのはわざとなんですけど，このままでいいですか？」（本当にこう言ったのかはわかりませんが）と言って再検討してもらっても，考えを変えた人はわずか2％で，ほとんどの人はデフォルト設定されていたことを知った後でも選択を変えませんでした。つまり，デフォルト設定にはその瞬間を越える継続した影響があったといえます。

この実験を受けて（というか，本来行う臨床試験の前段階として実験を行ったために），計画された臨床試験では，リアルにACPを行う患者を対象として，同じように3群のデフォルト設定を行

- AD
（Advance Directive）
米国の研究なので，ADは法的な効力をもっています。

- comfort-oriented care
苦痛をやわらげる治療を中心に行うこと。ちょっと意味が違いますが，ややこしくなるので以降は「緩和ケア」と書きます。

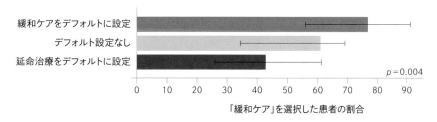

図6 ACPにデフォルトを設定した場合の効果
〔Halpern SD, Loewenstein G, Volpp KG, et al.: Default options in advance directives influence how patients set goals for end-of-life care. Health Aff (Millwood), 32(2):408-17, 2013.〕

```
┌─────────────────────────────────┐
│  同意が得られた終末期患者を 3 群に割り付け  │
└─────────────────────────────────┘
              ↓
┌──────────┐  ┌──────────┐  ┌──────────┐
│ 緩和ケアを    │  │ 延命治療を    │  │ デフォルト設定はなし │
│ デフォルトに設定 │  │ デフォルトに設定 │  │          │
└──────────┘  └──────────┘  └──────────┘
              ↓
┌─────────────────────────────────────────┐
│ • デフォルト設定があったことを開示して再検討         │
│ • アウトカムを比較                         │
│   ─入院せず自宅にいた日数                   │
│   ─ QOL (McGill QOL 調査票,Prigerson の終末期の質調査票) │
│   ─受けた医療 (入院日数,ホスピスの利用,人工呼吸・心肺蘇生・透析などの治療) │
│   ─家族の悲嘆                         │
└─────────────────────────────────────────┘
```

図7 デフォルト運用の効果を見るための臨床試験

〔Gabler NB, Cooney E, Small DS, et al.: Default options in advance directives: study protocol for a randomised clinical trial. BMJ Open, 6(6):e010628, 2016.〕

い，実際の患者の QOL や受けた終末期医療，家族の悲嘆を比較しています（ **図7** ）[9]。

> デフォルト運用，ちょっとこわい気がしますが，スマホで画面を開くたびに，「はい，します」にチェックが入っている世の中が普通になってくると，そんなもんかという時代になるのかなぁとちょっと心配な気持ちにもなります。

行動経済学と ACP

臨床にいかすためのひと工夫と今後考えるべきこと

▶行動経済学が目指すゴールをそのまま ACP に当てはめることはできない

「行動経済学の知識を現場で役立てるには」を考えて， **表3** のようにまとめてみました。

まずは，ACP の理念そのものにも関わることですが，「今の意思決定は，本当にそうなった時の意思決定とは異なっていてもいい」

表3 臨床に行動経済学を役立てるポイント

- 今の意思決定は，本当にそうなった時の意思決定とは異なっていてもいいという気持ちを常に忘れないこと (disability bias)。
- 意思決定に影響する2つのバイアスというか人間の本性に気がつくこと (availability bias = 知識より経験のほうが強く印象に残る, hot-cold bias = 感情的な時はイケイケになりやすい)。
- 有効率など数字が焦点となった時は，フレーミングの影響を考えてみる。
- 患者によって，損失を回避できるようなナッジ（しかけ）を意識する。ACP をしておいたらいいこと，ではなく，ACP をしておいたら避けられる困ったこと，に焦点を当てる。
- きっかけをつくるタイミングは誰にでも同じタイミングで行う（デフォルト運用）。

という気持ちを常に忘れないことでしょうか。これは disability bias と呼ばれていますが，バイアスというか「まぁそうだよなぁ」とみなが思うことだと思います。

　次に，意思決定が必ずしも「合理的に」行われない理由として，しばしばみられる 2 つの状況，知り合いに極端な経験をした人が実際にいる（availability bias）や，ヤバい！ と思った時はリスクを過小評価しやすい（hot-cold bias）があることをちょっと立ち止まって考えてみる。これは「だからどうしよう」ということではなく，患者がどうしてその判断をしているのかを理解しやすくなります。

　また，有効率など数字が焦点となった時は，逆のフレーミングを提案してみるのもありです。効果がある，に対して，効果がないは直球すぎて現場感的にアウトなことも多いので，「一番いい場合では…もありますが，一番よくない結果だと…という可能性がわりとあって，平均的には…が予想されます」（ベストシナリオ／ワーストシナリオ）を試してみるのはいい場合もありそうです。

　ACP を患者自身から進めることは将来の悪化（死亡）という損失を認めることになるので，先延ばしにするのは自然の摂理です。ACP のきっかけとして，利得追及（何かいいことがありますよ）ではなく，損失回避（困ったことを避けられます）を用いるのはあまり不自然でなくできる時もあるかもしれません。

　ただいずれの場合も，理解や共感をしながらの対応が不可欠です。今ひとつ「行動経済学は ACP には合わないかもしれない」というのは，行動経済学がもたらそうという変化は「確実に善」だと捉えられているのに対して，ACP は死生観という人の個々の価値観に大きな違いがあるので，なんとなく「だまして買わせる」感が否めないところかと思います。正面から向き合う，善悪を決めない，価値観の多様性を認める，あたりを基盤に置いて，行動経済学的な知識ももつというスタンスがいいのかなと思います。

▶ACP×行動経済学で今後研究すべきこと

　研究的側面からは，ACPと行動経済学のからみはまだ初期段階にあり，ほとんどの知見は実験から得られたものに過ぎません。医学研究としては，行動経済学的介入の方法が，リアルな患者の利益になっているか？ を問うていくことが次の段階です。実際，いくつかの臨床試験が行われつつありますが，患者に利益があるのか，どんな患者には利益があるのか（どんな患者には有害になるのか），をはっきりさせていくあたりが課題といえます。

　―謝辞―

　本章の執筆に関しては，大阪大学大学院人間科学研究科 平井 啓先生，東北大学大学院教育学研究科 吉田沙蘭先生との討議から多くのことを学びました。

文献

1）The AM, Hal T, Koëter G, et al.: Collusion in doctor-patient communication about imminent death: an ethnographic study. BMJ, 321: 1376-81, 2000.
　📖エスノグラフィー（実際に現象が起きている場に何気なく参加して状況を観察する）の研究で，終末期の話し合いが巧妙に患者－医師双方にとって避けられる状況を描いています。

2）Weeks JC, Mack JW, Schrag D: Patients' expectations about effects of chemotherapy for advanced cancer. N Engl J Med, 367: 1616-25, 2012.
　📖「医師は（説明をするなりして）患者の病状理解をよくすることはできるけれども，医師に対する信頼を犠牲にするのかも」と結論した論文。

3）O'Connor AM: Effects of framing and level of probability on patients' preferences for cancer chemotherapy. J Clin Epidemiol, 42(2):119-26, 1989.
　📖少しわかりにくいですが，同じ趣旨の論文をN Eng J Medに出しています。
　McNeil BJ, Pauker SG, Sox HC Jr, et al.: On the elicitation of preferences for alternative therapies. N Engl J Med, 306 (21):1259-62, 1982.
　📖有効率のフレーミングによって患者の治療選択が異なることを述べた古典的研究。

4）吉田沙蘭，平井 啓，佐々木周作，他：説明のフレーミングが患者の治療選択におよぼす影響．日本サイコオンコロジー学会, 2018.
　📖日本人で（というより，日本語で？）同じ効果を確かめた最近の研究です。

5）Fridman I, Glare PA, Stabler SM, et al.: Information framing reduces initial negative attitudes in cancer patients' decisions about hospice care. J Pain Symptom Manage, 55(6):1540-5, 2018.
　📖損失回避のほうが，利得よりもホスピス（在宅サービス）の選択で心に届くことを示した実験的研究。

6）Halpern SD: Shaping end-of-life care: behavioral economics and advance directives. Semin Respir Crit Care Med, 33 (4):393-400, 2012.
　📖行動経済学的観点をACPに取り入れる視点を紹介しています。例えば，患者の将来の利益としてACPを意味づけるのではなく，今の家族の利益と意味づけるほうがいいのではないかという視点を提供しています。

7）Halpern SD: Using default options and other nudges to improve critical care. Crit Care Med, 46(3):460-4, 2018.
　📖デフォルト運用の救急医療での臨床応用について述べています。

8）Halpern SD, Loewenstein G, Volpp KG, et al.: Default options in advance directives influence how patients set goals for end-of-life care. Health Aff (Millwood), 32(2):408-17, 2013.
　📖デフォルト運用の実験研究の結果（臨床研究の準備の研究）です。

9）Gabler NB, Cooney E, Small DS, et al.: Default options in advance directives: study protocol for a randomised clinical trial. BMJ Open, 6(6):e010628, 2016.
　📖デフォルト運用の臨床研究のプロトコルです。

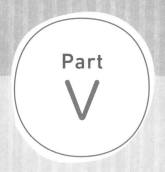

Part

V

ACP に関する
日本の議論を
整理するための雑談

本書のまとめに代えて，日本と（AD が法制化されている）
海外での両方の臨床経験があり，ACP を研究領域として
いる筆者（森 雅紀）に，共同執筆者（森田達也）が疑問に思
うことを質問してちょこっとだけ討議するという形態で，日本
における ACP の見通しがよくなるようなまとめをしてみたい。

ふわふわ ACP かリアル ACP か問題 !?
――「AD を書く」はダメなのか？

森田
最初に，「書いたらおしまい」みたいな風潮について聞いてみようかな。

日本の論文や事例の発表を聞いていると，SUPPORT 研究が negative study だったこと（➡ p.2）や最近の「ACP はプロセスである」論を受けてだと思うんだけど，「(AD を) 書いたら終わり」との主張を聞くことがあるんだよね。「決めなくてもいいから，じっくり考えよう」みたいな。

でも，おおもとの ACP は，「意思表示できなくなった時に備えて」治療やケアの意向や目標が自分の希望とかけ離れたものにならないようにしておく，ってことだと思うので，何かにちゃんと書いておかないと本人の希望を確認する手段がなくなっちゃうんじゃないか，と普通には思うところ。国際的には，「AD を書く」ということの位置付けは，今どうなっているの？

森
AD を「書いたらおしまい」というより，「書くだけで十分」ではないよ，という位置付けかと思います。米国もオーストラリアも AD を書くことを ACP のプロセスの結果の 1 つとして勧めています。最近は台湾，韓国など東アジアでも AD や POLST を法制化することで患者の権利を守ろうとしました。その前にはもちろん，患者や家族などと話し合うプロセスがあります。国際合意の研究では，目標や意向を書いておくこと，代理決定者を書面で指名したり，内容指示を書いておいたりなど，AD を書くことも ACP のアウトカムとして大切だよね，と言われています。

研究的には，SUPPORT 研究は AD のカルテ記載をすることだけでなく，いろいろな介入が一緒にされていました。その結果，(決められたアウトカムについては) 効果が見られなかったという試験です。また，当時の AD は ACP の話し合いのプロセスの後に書かれるものではなく，そもそも AD にも患者の意向が十分には書かれていませんでした。ですので，SUPPORT は必ずしも「書くことがダメ」を示した研究ではなく，研究者たちも「AD は重要ではない」と結論づけるべきではないといっています。ACP の効果を示した Detering らの研究の介入（➡ p.53）では，終末期ケアの希望を書いておくことが含まれていました。

「書いたらおしまい」ではなく，書いた後も，折に触れて話し合い，適宜変更することも推奨されています。

森田
ああ，そうすると，ACP と AD の関係を図にする時に，AD は ACP とは別と考えるんじゃなくて，いい ACP の中には AD が含まれるってことだよね（ **図 1** ）。ちゃんと ACP した上で，書いておけばいい，という感じ。

森
そうですね。患者さんの大切にしていることとか治療やケアの意向とか目標とかを家族や大切な人も含めて話し合って，その結果，希望が守られるように書いておきましょう，ということで，「書いたらおしまい」というわけではないと思います。

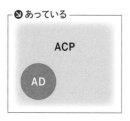
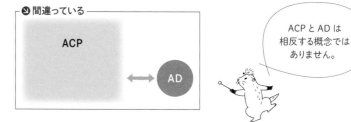

図1 ACPとADの関係

森田
　それならわかりやすい。はからずも新型コロナ騒動を見ていると，「決めなくてもいい」ACP（ふわふわACP）だと，もう明日にでも明後日にでも本当に起きるようなことには対応できないんじゃないかと思うんだよね。先延ばしにできるのは，結局，まだ「それ」は来ないって思っている時期だけで，本当に来る気になったら書いておかないと安心できないっていうか。「リアルACP」と思った。財産とかでもいざとなったら，弁護士さん呼んで公正証書作るもんね。

　「書いたらおしまい」問題の根は深いかなと思っていて，日本の非言語的なコミュニケーションの重視っていうのは，「それを言っちゃあ，おしめえよ」みたいに，重要なことははっきり言葉にしないほうがいいっていう影響もあるんだろうね。それに加えて，「自分の意思なんて尊重されないだろう」という経験とか，政府に対する不信とかの現れもありそう。「患者の希望をかなえるための手段として書くことが役に立つか」という視点で考えると，「ADが必要な場面もあって当たり前」ってところだろうねぇ。

ナウ・ケアプランニング問題!?
──"今の"意思決定もACPなのか

森田
　もう1つ思うのは，「ACPを行って旅行ができた1例」とか「ACPを行って外泊ができた事例」とかの発表を見るようになったんだけど，これって，"今の"意思決定（普通のこと）じゃないかと思うんだよね。もともとACPは，「意識がなくなっても（意思表示できなくなっても）希望がわかるように」，あらかじめ（advance＝前もって）話し合っておく，ということがスタートだったけど，最近，範囲がえらい広くなっている。そうすると，例えば「今週外泊しますか？」「今月旅行行きますか？」みたいな，いや，それ，意識あるんだから，今患者と相談すればいいことだからACPではないんじゃないの？ っていう感じになって，概念がわかりにくくなった気がする。

森
　その辺のACPの概念については，海外の専門家の間でも意見が分かれています。もともとは，前もって終末期ケアの意向を伝えないまま急に意識がなくなったら，家族も医療者も本人の意向がわからないまま治療をしなくちゃいけない。そうなると患者に不利益があるので，意識があるうちに事前に話をして希望を書いておきましょう，というのがACPのはじまりでし

た。最近は，意識がなくなった時だけじゃなくて，今後の治療やケアをひっくるめて（今意識があって）話し合うことも ACP と呼ぶ考えも多くなってきています。なんというか…「ナウ！ ケアプラニング」的なものも ACP に含まれるといわれることもあります。

森田　へえ…。そしたら，無理やりだけど図に書いてみるとこんな感じになるのかな（図2）。もともとの ACP は，意思表示できなくなった時のことをあらかじめ（＝ advance）表示しておくことだったけど，それが，「今と異なる健康状態になったら」を考えることも含むようになってきた。でも，別にその時には意思表示はできるから，もとの意思表示できなくなったら，という意味合いとは違ってきている。さらに，今の健康状態のことを考えることもかすめて考えるようになってきた。今の状態っていわれると，それ，今の意思決定だから，自分は「ナウ・ケアプランニング」とか呼びたいところだなぁ。

森　今の健康状態のことまで含むかどうかは微妙ですけど，確かに，病状が進行した時や急性期では，「今」と「今後」のケアが限りなく近くなります。だから，「今」の意思決定（current in-the-moment decision making）も ACP に含めてしまって，ひとつながりのプロセスと考えればいいんじゃないか，という意見はあります。それに対して，ACP とは概念がそもそも違うから一緒に論じないほうがいいよ，という意見もあります。
　概念や定義は時代とともに変わるので，現状としては，今話している「アドバンスケアプランニング（ACP）」が，従来の・狭義の ACP なのか，広義の ACP なのか，一歩進んで今の意思決定まで含めているのかを意識しておくと，少しはすっきりするかなと思います。

森田　ACP（広！），とか，ACP（狭！），とか，何か口語で喋りやすい表現ができるといいなぁ。討議してると，それナウ・ケアプランニングも入ってます？ とか，前もってのほうの ACP のこ

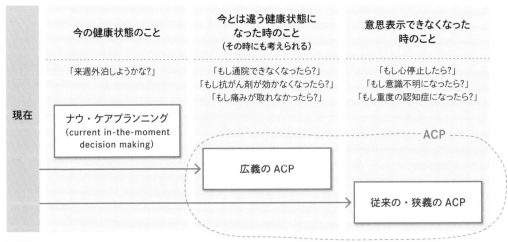

図2　どこまでが ACP？

と？ とか，話しているとこんがらがっちゃう（笑）。少なくとも，狭義の ACP について話しているのか，広義の ACP のことなのか，をはっきりさせると，議論がかみあいやすくなるだろうね。

ACPって人生全体のことなの問題 !?
──医療上のことだけか，人生全体のことか

森田
　ACP で話し合う内容についても，蘇生や栄養治療など医療行為に絞るのか，いわゆる終活課題のような「家どうする？」とか「お墓どうする？」とか，人によっては「よく生きるとは何か？」とかの話題も含めるのかも混乱しやすいように思う。
　EOLd（end-of-life discussion）という言葉があるよね。台湾に行った時に，medical EOLd（医療上の終末期の話し合い）と，non-medical EOLd（医療に関係ないその人のこと）を分けているって言ってたのが新鮮だった。医療以外のことを考え出すと，それってもう，「生き方」の話だから医療枠組みとは関係ないよね…という気がして，少なくとも ACP でなんとかなるという感じではなく，禅とか修行とかメメントモリ運動とか実存精神療法とかになっちゃう気がするんだけど。先生は，ACP と，non-medical EOLd との関係をどのように整理してる？

森
　医療上の話し合いをする上で，生活のことが出てくることも多いですね。医療者，特に医師は medical EOLd が話の中心になります。それを進める上でまず医療以外の内容にも耳を傾けたり，その人の人生観を教えてもらったりすることも，その人の意見を理解する上で大切なんじゃないかなと思います。
　実家に帰った時にいろんな話をするんですが，時々ACP とか延命治療の話題にもなります。この前，父親と飲みながら，医師が患者の人生を知るみたいなことを言うと，「それは不遜だよ」と笑われて，確かにねぇ…と思いました。

森田
　お父さんは文系の研究者の先生なんだよね。文系の世界から見たら，医療業界で，「患者の人生を考える ACP」とか言ってるのは気味悪いと思いそうだね。例えば僕は症状緩和をする時に，従来の薬物療法でうまくいかない場合，メサドン（やや特殊な医療用麻薬）を使うか，ブロックするか，従来の方法で工夫していくか，という選択肢があるとしたら，患者さんの価値観や人生を踏まえた上で選択ができればとは思うんだけど，普通に内服して普通に痛みが取れるだけならそんなに深く患者さんの人生を「知ろう」とは思わなくてもいいというか，かえって先方も迷惑なんじゃないかと思ったりして…。

森
　僕も病気になって急に医師からそんなことを聞かれたら，「余計なお世話」と思っちゃうかも。やっぱり関係性とか文脈とかが大事な気がしますね。「生き方」自体の満足に焦点を当てるとなると，ACP というか，スピリチュアルケアに近い話になりそう。

187

家族反対問題
—— ACP してたら，ほんとに患者の意思に従ってもらえるのか？

森田　ちょっと先生の専門と外れるんだけど，AD が法制化されていない日本で，患者の希望があっても，本当にその通りにしてくれるのかという問題があるように思わない？ たいてい，どんなにしっかりしていた人でも，弱ってくるとなぜか家族に先に説明されて，家族自身も「いや，そんなん僕に聞かれてもわかりませんから，本人に聞いてください」とは言わない（場合が多い）よね。

　僕の研究領域では，苦痛緩和のために患者が鎮静を希望した時，家族が反対しても患者の希望通りに行うことを明文化した法のある国もあるけど，東アジア圏では家族の意見も尊重しつつ，が規範ではあるよねえ。例えば，日本・韓国・台湾の3国の調査では，「本人が希望していても家族が反対していたら鎮静は行わない」医師が40％くらいだった。これはわりと大きな問題で，今，ACPって本人の意思とかいっているけど，本人が意思表示できなくなった時に家族がその通りに意思を守れるものなのか，その時に家族の気が変わったら医師はどうしたらいいのか…。本人の意見と家族の意見が違った時の対応の臨床的，倫理的，法的妥当性の議論とかは何かあるの？

森　これは難しい問題ですね～。でも，ここ，アジアではとっても大きなことだと思います。「本人の自律性の尊重が絶対！」というより，家族も含めて周囲との関係性の中で本人の自律性や希望を尊重していく文化がありますよね。あと，つらいことは本人に知らせないで家族で決めるのがやさしさという考えが，本人にも家族にも医療者にもあるような気がしています。

　アジアの研究者や医療者と話していると，「関係性の中での自律性」といっても，中心になるのは患者の意向を守ることであるという主張は強いです。家族の気持ちを優先すると，患者の意向がないがしろにされかねないという懸念が，特に台湾やシンガポールでは強いように思います。

　日本では，頭では「本人の自律性が大事」と理解していても，気持ちはまた別ということもよくありますよね。本人に直接悪い知らせを伝えたことでご家族が怒りをあらわにされることも少なくありません。医療者が患者さんには伝えず，ご家族だけと「㊙ミーティング」を設定する場面もよく見られます。

森田　意向調査とかすると，「終末期がんになったら伝えてほしいですか」の質問に「もちろん」と答えながら，「自分が家族なら伝えますか」に「いいえ」と矛盾を感じずに答えられるのもそうだねぇ。もともと子どもであっても独立した個人なんだから，高校生くらいからひとり暮らしをして自分で決めるようにならないと「おかしな家族」と思われるか，20歳超えても「両親に聞いてからにします」という子どもが「親御さん思いのお子さんねぇ」と言われるかの文化の差も大きい気はするね。いきなり ACP の時だけ自律性といわれても，それまでの意思決定のあり方が家族中心（集団中心）だからね…。

森

大きな流れとしては，世界中で「本人のことは本人と話し合う」流れになっていると思います。米国でも半世紀前はがん告知をしていませんでした。台湾では 2000 年に安寧緩和医療法 (natural death act) ができてから，本人の事前指示や家族の代理決定で延命治療を差し控えたり中止したりすることは許されるようになりました。でも，(患者ではなく) 家族の意見に沿って決められることが多かったので，今度は 2019 年に patient autonomy act を法制化して施行し，患者自身の意思決定を守る ACP，AD を推奨しました。韓国でも，ひと昔前は DNAR (Do Not Attempt Resuscitate) の話はほぼ 100％家族としていましたが，AD や POLST が法制化されてから，本人との話し合いも増えているとのことです。

市民の意識も徐々に変わり，医療倫理の考えも広まり，法整備も少しずつ進んできます。それにつれて，「どうやって本人と話し合い，本人の意向を尊重する体制を作るか」が各国で求められるようになって，それぞれの文化にあったやり方で実践されていくのだろうと思います。個人的には，日本では，家族の希望も尊重しつつ本人の希望が中心に据えられるような，いい感じでグレーなところに (平均としては) 落ち着いていくんじゃないかな，と予想しています。

森田

こういうのは文化だから，イタリア人にはイタリア人の，スペイン人にはスペイン人の，スウェーデン人にはスウェーデン人の文化があるから，僕たちの文化でどこに着地するかは興味深いところで，ACP とか医療ではなく，社会の中での意思決定の在り方そのものになるんだろうね。

「あっちの事情」の ACP 問題 !?
──自分のためでない ACP があってもやむをえないのではないか？

森田

この先は，ちょっと，それ聞かれてもっていう，あまり答えのないつぶやきのような感じのことを 2 点ほど聞いてみます。これいうと，なんだか ACP の理念を踏み外す感じに受け取られがちなんだけど，理念的には ACP の根底を流れるのは患者の希望をかなえるってことで，それはそうだろうと思うんだけど，正直，きれいごとというか，それでうまくいっているならそもそも世の中誰も困ってないんじゃないか，と思ったりする。いくらいい人生についてを考えても，じゃあ心臓急に止まった時に具体的にどうするの？ という問題は先送りされていくことが多いだろうし。

自分ごとだけど，母親が在宅療養していて，在宅医療の先生がみてくれていたんだけど，「もし救急車で運ばれることになったらどうするとか，考えとかんでええの？」と聞いても，「それはその時に考えるわ～」のまま経過して。結局，救急病院に搬送されて数日で亡くなったけど，家族として救急の関係者に (本来は「救急疾患ではない」という意味で，必要ではない) 手を煩わせたなとは思う。

社会にいる以上「自分はそんなにあらかじめ話し合ってもおかなくてもいいんだけど，いざ何か起こったら周りの人も困るだろうから，○○しておこう」のようなのはあってもいいん

❍ 借金の場合

もし払えなくなれば，
…をお願いします

考えたくはないけど
しかたない…

❍ 医療行為の場合

もし心肺停止に /
意思表示できなく /
急に救急搬送する事態に
なったら，どうしますか？

考えたくないから
やめて〜

図3 ACP は「あっちの事情」のこともある

じゃないかと思うんだろうけど…どうなんだろうね。例えば，銀行に借金する時，返せなく
なった時の話は前もってしておくよね。「あっち（社会の側）の事情」とはいえ，なんとなく納得
できる。でも医療のこととなると，「心肺停止になったらどうするか」を今聞かれるのはちょっ
とやめて…みたいなところがあるよね（ 図3 ）。

森
　ニューヨークの病院で内科の研修をしていた時，夜間救急室から内科病棟に入院される患者
さんの初診をよく担当しました。急変時の code status（心肺蘇生をするか，DNAR か）の希望は
ほぼルーチンで聞いていました。初対面で当直の研修医が出す話題でもないよなぁ，できれば
外来で主治医の先生が話してカルテに書いておいてほしかったな…と思うこともありました。
でも，その話を入院時にしておかなければ急変時に病棟も困ります。「万が一の話なんですけど」
と仮定法を使って，患者さんに聞いていました。
　その後に勤務したテキサス州では，AD の一環として院外での DNAR（out-of-hospital DNAR）
という制度が整備されていました。心肺停止時に心肺蘇生を望まない患者さんは，out-of-
hospital DNR の書類を持っていれば，急変が起きて救急隊が自宅に駆けつけても，本人の希望
に沿って蘇生をしなくてよいようになっていました。
　「あっち（医療者側）の事情の ACP」は実際に急変が起こったら「こっち（患者・家族側）の事
情」になるので，患者さんの意向を尊重するための ACP だといえなくもありません。とはいっ
ても，本人が話し合う心の準備がないほど，「あっちの事情」感が増しますよね。そんな時も，
「本当に恐縮なんですが，入院されるみなさんに聞いていることなので…」と切り出すことで，
研修医でも「あっちの事情」の話を口にしやすくなりました。

森田
　バンジージャンプやる時には一筆書くし（跳んだことも書いたこともないけど），アプリをダ
ウンロードするたびに何かに同意しないと利用できない時代なので，社会に生きている限りは
ある程度のことを引き受けていかないといけないというのが僕の価値観なんだけど，社会全体
では人によって違うだろうね。

押し付け ACP 問題
──裏にあるのは自分の意思表示が守られないことへの不信？

森田

　さらに根深そうな話になるんだけど，ACP が特に治療中止とからんだ時に，反射的に何か「ヤバさ」を感じる反論の源って先生はなんだと思う？ 例えば ACP を進めることで，弱者切り捨てになる，望んでいても治療してもらえないようになる，無理やり治療しなくていいよというプレッシャーがかかる…，とかいう意見はあるよね。でも，諸外国の例では，そもそも市民側から「望まない死に方」を改善する動きとして尊厳死運動が出てきたわけじゃない？

　簡単にいえば，今まで，何を意思表示してもそんなの聞いてもらえなかったじゃん…っていう経験の積み重ねがあるんじゃないかしら。チョコレートケーキが食べたい！ ─イチゴのにしときなさい；オレ今日疲れたから練習は明日にするわ─調和を乱すな，文句言わずにやれ；今年はヨーロッパ行くので長めに休みたいで〜す─みんな残業して働いてるんだから気をつかえよ…これの繰り返しだから，なんていうんだろ，突然医療の，しかも，突然終末期になってだけ，さぁ自己決定だ，あなたの意思が尊重されます，って言われても，素直にうなずけないんじゃないかなぁと思う今日この頃。先生の意見はどう？

森

　反射的に感じる「ヤバさ」は，自律性の考え方にもよるのかもしれませんが，僕は「体のいいことを言って，社会のいいようにしようとしてるんだろう !?」という，社会の圧力に対する不信をどこかに感じるからかなという気もします。これは新型コロナウイルスがパンデミックになった頃，強く感じました。ACP を推進している医療者や団体が，軒並み「患者の意向に沿った」話し合いの方法を推奨したのですが，実際には「人工呼吸器が足りない」という医療資源の問題が確実にありました。配分できる資源が限られたギリギリの中で患者の意向に沿うというのは，患者の意向に沿うよう努力しながらも配分できる資源を優先することと表裏一体という難しさを感じました。パンデミック以外の状況でも，治療中止は「私」の知らないところで他の人の論理で決められてしまうのではという漠然とした不安があるような気がします。

　僕たちは 1 人ひとりいろんな価値観をもっています。最期まで治療して病気と闘いたいという人もいる。最期はお酒を飲んで，好きなようにして逝きたいという人もいる。できるだけ苦痛なく意識を保って，周囲に感謝を伝えながら過ごしたいという人もいる。まず自分の気持ちがある，それに呼応する形で医療者が自分や家族の声に耳を傾けてくれて，自分たちの意向や価値観に沿っていろいろ考えてくれる。そしてよきに計らって自分たちが納得のいくようなケアをしてくれる。一個人から見ればそれが自然の流れです。自分たちのために全力を尽くしてくれるだろうと信頼する医療者からの言葉であれば，「ヤバい」とは感じないと思います。本来の ACP はそれに近いのかなと思いますし，「ACP」なんて呼ばなくても当たり前のことです。

　それが，急に周りが「ACP だ，人生会議だ」と言い出した。しかも「治療は控えるように」とか，「よい人生を」とか，なんだかきれいごとを押し付けてくる。…みたいになると，ん ??うさんくさいぞ…と反射的に感じると思います。医療者が一般論を自分に押し付けてくるのなら，ちょっとやめてほしいと感じる人も少なくないのではないか…。いろんな事例を通じて，市民の実感として「やっぱり ACP は大切だ」ではなく，お上からの提案が急に降ってくるとど

こか身構えてしまう。そんな側面があるように感じます。

森田
　上からになると，いわゆる政治に対する不信というか，不信をつくっていく文化の在り方のようなのは感じるよねぇ…。

森
　江戸時代なら「お上の事には間違いはございますまいから」となったかもしれません。令和の世では，違和感を感じれば国民もそれを自由に口に出し，十分に議論することができます。2019年11月に国がACP啓発のポスターを発表しましたが，国民や患者会からの猛反対があり，すぐに発送を取りやめた，ということがありました。国民が一斉に賛否両論の声を上げて国の試みを変えさせたのです。この一件を通して，当事者の様々な気持ちに気を配る大切さが改めて認識されました。それだけじゃなく，死についての話がオープンにできる土壌ができてきたことを示しえた点で，象徴的な「騒動」だったと思います。

森田
　いつも前向きだねぇ（笑）。いずれにしろACPの推進というか展開は，市民がどう思うかにかかっているところだろうね。国内でのACP議論をする上でごちゃごちゃしやすいところの論点をまとめてみた（ 表1 ）。概念研究，実証研究，実感をもつ臨床…全方向から論点の解明が進むといいね。

表1 **日本における ACP の混乱しがちな点への 1 つの回答**

- アドバンスディレクティブ (AD) は，アドバンスケアプランニング (ACP) の重要な要素である。対立する概念ではない
- 従来の（狭義の）ACP は，意思表示ができなくなった時に備えてあらかじめ意思表示しておくことである。広義の ACP は，今と健康状態が変わった時のことを考えておくことを含む。議論の上では区別するとすっきりしやすい
- 医療上の話し合いをするのか (medical EOLd)，医療行為と関係ない生き方全般の話し合いなのか (non-medical EOLd) は区別される
- ACP における家族の役割は，文化そのものにも根差すことであるので，法整備も含めて社会全体でのコンセンサスが形成されるのには時間がかかる
- 医療者側（社会の側）の事情のための ACP の必要性は，人によって価値観が異なる
- ACP の議論への抵抗感の背景には，以心伝心文化（重要なことははっきり言わない），「自分の意思なんて尊重されないだろう」という経験，政府に対する不信などがあるように思われる。実際に「〇〇が満たされなかった」という市民からの希望の声が大きくなることが ACP を展開する前提である

おわりに

あとがきに代えて，少し ACP（アドバンス・ケア・プランニング）について個人的な見解を書いておく。

　筆者（森田）はあまり ACP に思い入れがないまま，今に至ってしまった。盟友の木澤義之（神戸大学）がもう 15 年ほど前になるだろうか，Respecting Choices のトレーナー資格を得て，嬉々として「これだよ，これ!! これ，大事だ〜!!」と言っていたが，正直，「なんだ変なこと言い出したぞ」と思っていた。その後，ACP は世界的にも国内でも大きな議論となっており，彼には先見性があったことになる。

　当院では森 雅紀が ACP に興味をもっているために，筆者はますます遠巻きに見ている感じになっている。その理由は，筆者の常として，「自分がやることでないことは，そんなに知らなくてもよい」というスタンスだからである。また，当院の臨床においてACP（の緩和ケア側の役割）を担うのは緩和ケアチームの看護師であり，主治医と看護師とがペアで対応することが多いためであるだろう。緩和ケアチームの医師の役割は苦痛緩和の診断，薬物療法，侵襲処置に限定されており，これはこれで心地よい（わかりやすい）役割分担だと思っている。

　加えて，個人的な価値観として，あまり人の人生に立ち入るのはどうなのか，「先々のことは考えねぇ，明日は明日の風が吹く」っていう人もいっぱいいるだろうに，ちょっとおせっかいなのでは？ という考えも我ながら根強い。両親とも先々のことを考えない人で，母は no ACP で在宅療養→救急病院搬送となり，父も no ACP →認知症で家は空き家，となったので育てられ方の影響もあるかもしれない（ある意味，個人的な経験としてno ACP の「悪い例」を経験したともいえるけど，その分，不必要に落ち込んだりしなくて済んだのかなぁとも思う）。それはともかく，しかし，もしその人が「先々のことを知りたい」「知って考えておきたい」「自分は先々のことを考えたい」という人であるならば，先々のことをちゃんと考えられる環境はとても重要なことということに対しては完全に合意する。

　国内の ACP の議論は始まったばかりであり，時折，「え?? そうなんだっけ???」と度肝を抜かれることがある。どのような領域でも，国際的な議論，国内の議論の両方をよく理解しておけば議論を深めることができる。本書では，がん領域が中心ではあるものの，国際的に積み上げられてきた ACP の議論を丁寧に解説した。

　本書を通して，ACP に関する国際的理解が共有される程度が深まり，国内での学術的議論，あるいは，正しい背景や経緯の理解に基づいた各地での活動につながることにいくらかでも役立てば，共同執筆者として幸いです。

森田達也

索引

索引